思い出せない脳

澤田　誠

講談社現代新書
2704

はじめに

魅力的な話を次々と繰り出して会話を続けられる人に、私は憧れます。「雑談力」なんていう言葉をときどき目にしますが、雑談はその場の空気をなごませ、人間関係を円滑にします。また、アイデアが生まれるきっかけになり、その人の魅力を十二分に伝えるツールにもなります。

話が面白い人は、話題が豊富です。自分の引き出しから相手の興味にぴったりと合う話を取り出して、盛り上げることができます。たとえ話も得意です。相手の話を聞いて、適切に答えることも話し上手の条件です。

このような話し上手になるために必要な能力のひとつが、「記憶力」です。

状況に応じて適切な話題を提供できるのは、さまざまな話題が記憶の引き出しの中にコレクションされていると同時に、上手く引き出すことができるからです。また、たとえ話を作るためには、複数の出来事を記憶の中から呼び出して、それらを比較して共通点を探し、説明したい内容に合うように語り直す必要があります。これも記憶力がないとできません。さらに、相手の話をしっかりと聞くためには、相手の話を記憶しながら、同時に頭の中で整理をする必要があります。何かアドバイスをしようと思ったら、自分の過去の記憶を検索して、相手の役に立つ情報はないかと探す必要も出てきます。

記憶力が役立つのはコミュニケーションの場だけではありません。記憶は、人生のあらゆる場面で、私たちの行動を左右します。

私たちは長い人生で、無数の選択をし続けます。たとえば、大きな選択をした場面を思い出してみてください。なぜ、あなたはその選択をしたのでしょうか。そこには記憶が関わっているはずです。過去の経験から何らかの教訓を得て、それを覚えているからこそ、その選択が自分にとって得だと判断したはずです。誰かに言われたから選択したという人も、その誰かの言葉に従った方が得だという、過去の記憶に基づく判断が行われたはずです。

記憶が関わるのは、重大な決断だけではありません。打ち合わせに着ていく服を選ぶ。コンビニに行ってスイーツを買う。人に出会ったときににっこりと笑う。複数の路線から1本の電車を選ぶ。これらは、決断しているという自覚もなく、複数の選択肢から1つを選んだことも意識していない些細な行動です。なぜそれを選んだのかと問われても、はっきりと理由を答えることは難しいでしょう。強いて言えば、そういう気分だったからと答えるかもしれません。しかし、その気分も、記憶から生み出されたものなのです。過去の経験から作られた記憶をもとに、脳が持ち主のあなたにお伺いを立てることなく、勝手に判断をしているのです。記憶は私たちの心をも作り出します。

もし、記憶が作られなければ、私たちは過去の経験を活かすことはできません。毎回、行き当たりばったりの判断しかできず、運命を確率に委ねることしかできません。私たちは日々、自分の記憶を使って未来を予測し、自分にとってより良い判断をしています。記憶はいわば、人生の財産です。良い財を築けるかどうか、そして、それを自在に引き出し自分の望む生き方をできるかどうかが、脳の中の記憶にかかっているのです。

それほど重要な記憶の仕組みや役割について、みなさんはどのくらい知っているでしょうか。

脳の中で記憶がどういう仕組みで作られるのか、どうやって定着しているのか。怒りや悲しみや恐怖が記憶とどう関係しているのか。なぜ覚えたはずの記憶が突然思い出せなくなるのか。そして思い出せなくなった記憶はどうなってしまったのか。この本で、これらの疑問に答えていきたいと思います。

記憶のメカニズムを知って、思い出せない脳を、思い出せる脳に変える旅を始めていきましょう。

目次

第2章　情動が記憶を選別する

第3章 睡眠不足が記憶の整理を妨げる ―― 89

第6章 記憶という能力の本当の意味

序　章　記憶力が未来を決める

ネット検索できる時代でも記憶力が必要な理由

「記憶力」と聞いて思い浮かべるイメージは、年代や環境によって、大きく異なるでしょう。たとえば、重要な試験を控え、勉強に追われている人にとっては、記憶力は人生を左右する重要な能力です。少しでも向上させたいと切実に願っているはずです。また、将来の認知症のリスクが心配になってきた世代の人たちにとっては、記憶力という言葉を聞くと、ぎくりとしてしまうかもしれません。何か物忘れをするたびに、もしかして自分は認知症になってしまったのではないかと不安になるからです。

一方で、試験勉強や認知症の心配から縁遠い多くの人たちにとっては、記憶力はそれほど重視されていない能力かもしれません。今の時代は手元のスマートフォンでネットに簡単にアクセスできます。疑問が浮かべば、すぐその場で調べることができますし、思い出せない固有名詞も、覚えている情報を入力して検索すれば見つけられます。道順や電車の乗り換えを覚えなくても、スマートフォンを見れば、たいていのところは行くことができます。記憶力を発揮する場面は、昔に比べて少なくなりました。もしかして、記憶する能力というのは、現代社会では、もう磨く価値はあまりない能力なのでしょうか。

もし価値がないと考えている人がいたとしたら、その方は記憶の役割を誤解しているかもしれません。記憶を活用する能力が高い人は、試験に通過しやすかったり、人との交流が得意だったり、お喋りが面白かったりするだけではありません。「はじめに」で紹介したように、その人自身が有利に生き抜き、充実した人生を送るために必要なのが記憶力です。記憶力は、現在の生活だけでなく、将来の生き方を左右する能力でもあります。この序章のタイトル通り、記憶力が未来を決めるのです。

第6章で詳述しますが、私たちの脳はまず生き残り、そして子孫を残すために、記憶という能力を発展させせました。スマートフォンを手に入れた現代人も、とっさの判断や無意識に下してしまう数々の決断は、脳内の記憶をもとに行われます。また、何かを経験した時に、何の情報を残して何を忘れてしまうかということも、私たちの脳の中にすでにある記憶をもとに判断されています。

自分の意思で決めていると思う人もいるかもしれませんが、意思が関与できる部分はほんのわずかです。ヒトが意識できる情報量は脳内で処理されている情報の100万分の1以下だという説もあるくらいです。

記憶というのはただの情報の集積ではありません。脳は記憶を形成し、活用するために、情報の抽出、再編集、関連付けを常に行っています。脳の中の記憶はあなた専用にカスタマイズされた唯一無二の情報源なのです。

もっといえば、私たちは、それぞれ脳の中に外界を解釈するための、記憶をもとに作られた自分だけの世界を持っているのです。

このような脳の中に作られた世界のことを、私は「マインドセット」と呼んでいます。マインドセットという言葉は、もともとは心理学の用語です。考えや行動を左右する判断基準のようなもので、簡単には「思考の癖」とも説明されますし、ビジネスの文脈では組織の理念などにも使われます。私は脳科学者なので、このマインドセットという言葉を「脳の癖」のようなイメージで用いています。思考は脳から生み出されますから、この概念には思考の癖も含んでいます。加えて、思考という抽象的なものだけでなく、脳の各部位のつながりや、シナプスと呼ばれる神経細胞同士の連絡部分のつながりなど、物質的なものもイメージしています。

私たちが何かを経験し、記憶すると、このマインドセットが変化していきます。育っていくと言ってもいいかもしれません。マインドセットが豊かで健全な状態であれば、自分の望む未来に進みやすくなります。逆に、マインドセットが乏しく偏ると、その人の判断や行動は決まったパターンから抜け出せなくなり、自分にとって本当に利益になる合理的な選択ができなくなります。

マインドセットが私たちの未来を左右します。そしてそのマインドセットを形成する基礎になるものが記憶なのです。

脳トレが鍛えているのは何の記憶なのか

世の中には「記憶力向上」と銘打った脳トレの本やグッズ、健康食品などが溢れています。それらの中にはきちんと科学的エビデンスが示されているものがあります。たとえば、計算トレーニングをすることで、やる前とやったあとで成績が向上したというような類のものです。その結果自体は、正しい科学的な手続きをふまえています。しかし、それはいったいどういう種類の記憶の成績を向上させたのでしょうか。

計算問題を繰り返して練習すれば得点が上がっていき、脳の能力がアップしたように感じるかもしれませんが、それは「手続き記憶」と呼ばれる記憶を鍛えているだけという可能性があります。

手続き記憶というのは、言葉では説明できない、身体の動きが熟練していくときなどの記憶です。ピアノを弾けるようになったり、自転車に乗れるようになったりすることなどで、昔の思い出を覚えていたりする記憶とは、違う脳の働きが関わっています。

また、繰り返し練習によって、その技術は向上しますが、別のことに関する記憶力がアップするわけではありません。計算問題を繰り返し解いていけば、その計算問題に関しては上達します。記憶力向上という謳い文句は嘘ではありませんが、脳の力そのものが底上げされるわけではないのです。多くの商品や本が溢れる中、記憶力とは何かを理解して、自分が望む力が何かを知っていないと、かなり遠回りしてしまうことになりそうです。

記憶というと、知識を詰め込むというイメージが強いかもしれません。この本では、そのイメージを変えたいと考えています。そうすることで、豊かなマインドセットを育て、記憶を自在に活用する方法が見えてくるからです。

特にこの本では記憶の中でも「思い出せない脳」の仕組みに焦点をあてていきます。なぜなら、記憶は自在に引き出せて初めて活かすことができるからです。「覚えられない」もしくは「忘れてしまった」とあなたが嘆いているとき、脳の中にその記憶は存在しています。覚えたし、忘れてはいないけれど、「思い出せない」だけの場合が多いのです。ふとした瞬間に、ふっと思い出すのが、脳の中からなくなっていない証拠です。

私の知り合いに整理整頓が苦手な人がいます。その人の仕事部屋は大量の書籍や物で溢れていて、それらが特に規則性もなく積み重なっています。当然のことながら、その人はしょっちゅう物が見つからないことに困っています。なくしたわけではありません。部屋の中に存在していることは分かっているのに、取り出せないのです。そのため、再び購入するはめになります。ネットで買い物をすると、購入履歴が残りますが、何年何月何日に同じものを買ったという記録を見ながら再びそれを購入するのは、なかなか悔しい体験だそうです。

私たちが記憶を「忘れた」と感じるときのほとんどは、この散らかった部屋の例と似ています。記憶がなくなったのではなく引き出せない状態です。私の知り合いの部屋のように、脳のどこかには存在していますが、見つけられないので活用できないのです。しかし、確かに部屋に存在しているという淡い記憶だけはあります。それを自在に見つけることさえできたら、もっと望み通りの生き方ができるかもしれません。

なぜ、思い出せなくなるのでしょうか。思い出せる記憶と、なかなか思い出せない記憶は、どこが違うのでしょうか。思い出そうと頑張れば頑張るほど、ますます思い出せなくなるのはなぜでしょうか。思い出せない脳の秘密に迫るこの本を読めば、そんな疑問にも答えられるようになります。

年を取ると「引き出す力」が弱くなる

認知症にならなくても、加齢とともに脳の細胞は減っていき、記憶力は衰えていきます。なかなか新しいことを覚えられなくなってきた……という実感がある人もいるかもしれませんが、もしかしてそれは「覚えられない」のではなく、覚えているけれど「引き出せない」だけなのかもしれません。

実は、年を取って衰えるのは新しいことを「覚える力」ではなく、「引き出す力」だという研究結果があります。

実験の協力者たちにまず144個の単語を覚えてもらいます。覚える力のテストでは、覚えた単語とリストになかった単語を混ぜて表示して、その単語が覚えた中にあったか、なかったかを答えてもらいます。引き出す力のテストでは、覚えた単語を連想させるようなヒントとなるフレーズを表示し、覚えた単語を答えてもらいます。本当はもう少し複雑な手続きを踏んでいますが、実験のイメージは伝わったかと思います。

実験の参加者は15人の学生（平均年齢20・7歳）と、15人の高齢者（平均年齢72・8歳）です。テストの結果、高齢者の覚える力は若者と大きな差はありませんでしたが、引き出す力は若者よりも正解率は低く、また時間がかかったことが分かりました。

なぜ、年を取ると引き出す力が弱くなるのでしょうか。

まず考えられるのは、加齢によって脳の細胞が減っていくことです。特に「海馬《かいば》」と呼ばれる脳部位の細胞は、他の部位より減りやすいことが分かっています。

後の章で詳しく説明しますが、海馬は記憶の形成を司《つかさど》る脳部位です。さらに、それだけでなく、形成した記憶を呼び起こすときにも活躍します。そのため、細胞が減って海馬がうまく働かなくなると、脳内に貯蔵されているたくさんの記憶を引き出して活用することができにくくなるのです。

年を重ねて経験が多くなったことも、記憶の引き出しにくさに関係してきます。脳に貯蔵される記憶が増えるほど、神経細胞のネットワークは複雑になってきます。記憶の引き出しには、脳の複数の機能が関わっているため、間違えやすくなったり、引き出しにくくなったりするのです。

思い出せない脳の5つのパターン

このように、記憶を引き出すという働きひとつ取ってみても、複数のメカニズムが関わっています。しかし、多くの人は「覚えられない」ことも「思い出せない」ことも一緒くたにして「記憶力が悪くなった」と考えがちです。

記憶を引き出せないことが原因なのに、一生懸命暗記ドリルを頑張っても、悩みは解決しません。自分が困っているのは何が原因なのか、そしてどのような力を伸ばしたいのかを知ることができれば、必要のないトレーニングに時間とお金を割かなくてもよくなります。

思い出せない理由を理解すれば、脳の中にある豊かな記憶を上手く引き出して活用できるようになるかもしれません。

そこで、この本では、思い出せないときに脳の中で起こっていることを、大胆に5つに分類してみました（実際にはこんなふうにきれいに分けることはできず、5つのパターンの組み合わせになります）。

①そもそも記憶を作ることができなかった（↓第1章）
②情動が動かず、重要な記憶と見なされなかった（↓第2章）
③睡眠不足で記憶が整理されなかった（↓第3章）
④抑制が働いて記憶を引き出せなかった（↓第4章）
⑤長い間使わなかったために、記憶が劣化した（↓第5章）

①～⑤がそれぞれいったいどういう脳の働きが関係しているのかを、第1章～第5章で紹介していきます。そして、第6章では、記憶の働きについて、改めて考えていきたいと思います。
各章の初めには、イメージを膨らませてもらうために、小さなストーリーを添えました。その章でどのような話をするかの予告編のようなものです。脳の中という、イメージしに

くい世界の案内役をストーリーが務めます。

記憶についての研究は主に、心理学や解剖学の面から発達してきました。心理学では生きている人間に症状を聞くことはできますが、脳の中を詳しく覗くことはできません。一方で、解剖学で分かるのは亡くなってしまった後の脳の状態です。その後、技術が進み、生きている人間の脳の活動を調べる装置も発達し、脳の部位の特性などが分かってきましたが、間接的に脳の活動部位を知ることしかできず、メカニズムの解明にまでなかなか迫ることはできませんでした。

しかし、近年の分子生物学・遺伝学の発展によって、生きて動いている状態の動物の脳を、細胞レベルで詳しく調べることが可能になってきました。

今、脳研究は心理学や解剖学の知見と、生物学・遺伝学の知見が合流する、とても面白い時代に突入しています。そこで本書では、脳科学者の立場から、現在までに分かっていることをいろいろご紹介していきたいと思います。記憶の不思議に想いを馳せ、ぜひ実生活でも役立てて、豊かなマインドセットを作り上げるヒントにしていただけたら幸いです。

第１章　記憶を作れないと、どうなるか

ストーリー　記憶を作れない男

男はベッドの上で目覚めた。初めて見る天井だった。狭い部屋だ。ベッドとテレビとダイニングテーブルがみんな一部屋にある。

（ここはいったい、どこだろう。俺は一体何をしているのだろう）

夢の中にまだいるのだろうか。夢だとしたら、悪夢だと男は思った。理由もない不安に包まれていたからだ。ふと、手首にごわごわとした違和感を覚えて、パジャマの袖をめくる。見覚えのないプラスチック製の腕輪が、自分の右の手首にはめられている。腕輪にはテープに印字された活字で、こう書かれている。

青い表紙のノートを探せ

命令するなんて、気持ち悪い腕輪だ。外したいと本能的に男は思った。しかし、硬くて引きちぎることはできない。手をすぼめてみても外せない。ハサミはないかと部屋を見渡したら、机の上に青い表紙のノートを見つけた。

表紙をめくると見開きにぎっしり文字が書かれている。文字の一番上には赤字で**まずはここから**と注意書きがある。きれいな字ではなかったが丁寧だった。読んでほしいという必死さが伝わってくる。

男は興味を覚え、読み始めた。他にやることも思いつかなかった。


俺は、独身の37歳の会社員だったが、感染症の悪化によって、脳に炎症を起こした。その結果、重度の記憶障害を負うことになった。

俺の脳は新たなことを記憶することができない。起きている間は脳内に留めておくことはできるらしいが、寝て起きたら忘れている。

寝る前に未来の自分のために、何かを書き残してくれ。何を書き残すかは今日の俺の自由だ。俺たちは毎日生まれ、毎日死ぬ。言葉で明日の俺に手紙を残してくれたら、俺たちはひとりの俺でいられるかもしれない。


素人が考えた下手なSF小説の設定のようだ、と、男は思った。しかし、今の自分の状態が記憶障害であるという説明は、腑に落ちる感じがした。

ノートをめくってみると、さまざまな出来事や想いが書きつけてある。なかなか興味深かったが、それが自分のことだという実感はまったく湧かなかった。かといって、代わりに提示できる「自分」もいない。ノートの最初に書かれた文章が本当のことだとしたら、このノートに記された大量の言葉だけが、自分が存在していることの証明になる。

よく見ると、部屋にはノートがぎっしりと詰まった段ボール箱が何箱も置いてあった。男はうんざりした。そして、絶望した。過去の俺は、毎日毎日ノートを書き続けている。そんな生活がいつまで続くのだろうか。書いても書いても埋まるのはノートのページばかりで、男の中には何も溜まらない。書くのをやめたら、とたんに無になる。生きていても仕方がない。そんな人生なら、もう死んだ方がましだ。

——と、そこまで考えた男の目に、**もう死んだ方がましだ**と書かれている記述が飛び込んできた。今、男がたどったのと同じ考えが、つらつらと書かれている。男は、しらけた気持ちになった。

(前にも同じことを考えたんだな)

そう考えるとバカバカしくなってちょっと笑えた。そして、男の中にはわずかな安堵が生まれた。過去の自分らしきものが書いた内容と、今の自分が考えたことが一致していたからだ。記憶を失っても変わらないものはあるらしい。

最初のページをもう一度見る。

俺たちは毎日生まれ、毎日死ぬ。

男はボールペンを手に取り、新しいページに文章を書き始めた。他のページとそっくりの、あまりきれいではないけれど、筆圧の高い、ぎっちりした文字でノートが埋まっていく。それを見ていると、男の中に、生きているという実感が少し湧いた。

記憶がないのか、思い出せないのか

お酒飲みの読者の中には、一時的に記憶をなくす体験をしたことがある人もいるかもしれません。

朝起きたらちゃんと着替えてベッドにいる。それなのに、飲み会の会場からどうやって帰ったのか覚えていない……そんな経験です。一緒にいた人は、ちゃんと会計もして、しっかりと会話をして、家に帰っていったと証言します。それを聞いているあなたは、まるで覚えていないので、別の誰かの話のようだと感じるでしょう。無意識で動いているような、時間がワープしたような、不思議な感じです。しかし、一緒にいた人の証言通り、それはあなた自身の行動です。きちんとその場に応じた行動をしたのに、アルコールのせいで、その記憶が作られなかったのです（アルコールで記憶を失うメカニズムについては、第4章で説明します）。

記憶が作られるか作られないかは、行動した後の出来事です。記憶が作られなかったからといって、別人のような行動をするわけではありません。あなたはあなたとして、そのときの状況に対応して行動したはずです。ただし、アルコールによって理性を司る大脳新皮質の働きが抑制されていますので、より本能に従った正直な姿が現れていたかもしれません。

記憶がないというのは不思議で不安な感覚です。自分の存在を証明してくれるのは、自分自身の記憶だからです。その記憶が作られなければ、いくら自分の行動を他の人が証言しても、動画に録画されていても、それはまるで「自分ではない誰か」、もしくは自動で動いているロボットのように感じてしまうでしょう。

記憶にない自分が動いてしゃべっている様子を受け入れがたいのは、私たちが普段から、自分のした行動を覚えているのが当たり前と感じているからです。

多くの記憶は、無意識のうちに形成されます。何かを見聞きし、感じ、行動をした場合、脳の中にはさまざまな記憶が勝手に形成されます。何を覚えて、何を覚えないかを、私たちは普段意識していません。脳が判断してやってくれているのです。

そのように作られた記憶は、脳のどこかに保存されています。鮮明に思い出すことはできなくても、誰かにこんなことをしたでしょうと言われたら、ぼんやりと「確かにそうだなあ」という感触を抱くと思います。長い時を経て思い出せなくなっても、記憶が完全に消失したわけではありません。完全ではないけれど記憶の部分的な欠片《かけら》や曖昧な輪郭が脳の中に残っているため、きっかけがあれば、それらの一部を引き出すことができるのです。

しかし、記憶を作る機能が障害されていた場合、そのような欠片すら、思い出すことはできません。脳の中には何もないので、どんなきっかけを与えても、ないものは引き出すことができないのです。

記憶が作られない場合と、記憶は作られるけれど思い出せない場合では、どちらも「思い出せない」という点では同じですが、脳のメカニズム的には大きな違いがあります。記憶が作られない場合、それが一時的なものでなければ病気に相当し、アルツハイマー型認知症や、序章でも触れた脳の海馬に障害を負った場合などに起こります。一方、記憶は作られているのに思い出せないだけの場合は、病気ではありません。脳の通常の反応です。たとえ今まで覚えていたことを度忘れしたとしても、病気を心配する必要はありません。

この2つの「思い出せない」を見分けるための例としてよく挙げられるのが、朝食の記憶です。今朝、朝食に何を食べたのか忘れてしまうのは、普通の物忘れですが、朝食を食べたこと自体を忘れてしまうのは、記憶の形成に問題がある病的な記憶障害です。

毎日お決まりの動作で朝食を食べている場合、特に注意を払っていなければ、何を食べたのかということは強い記憶として残っていないでしょう。しかし、朝食を食べるという行為自体は、エピソード記憶といって、何を食べたかということよりも残りやすい記憶です。このことさえ忘れている場合、そもそも記憶が作られていない可能性が高いのです。

普通の物忘れは体験の一部を忘れますが、認知症の物忘れは体験の全部を忘れるため、忘れたことを自覚することも困難です。

さっき食べたはずなのに、「ご飯はまだか」と言っているのは、一見、微笑ましいようなシーンに思えますが、見方を変えると、とても悲しい情景でもあります。その人の脳の中には少し前に自分がご飯を食べたことの記憶が作られていないのです。記憶がなければ、本人にとってはその時間は存在しなかったも同然になります。それは単なる物忘れとは違います。霧に包まれたような、自分の人生が消しゴムで消されてしまったような、恐ろしくて不安な出来事なのです。

しかも、記憶を作ることができなければ、マインドセットを更新することはできません。どんな経験をしても、脳の中の判断基準に反映されることはないのです。

記憶喪失でも文字が書けるのはなぜか

記憶の種類によっては、海馬を損傷してもあまり影響を受けないものもあります。

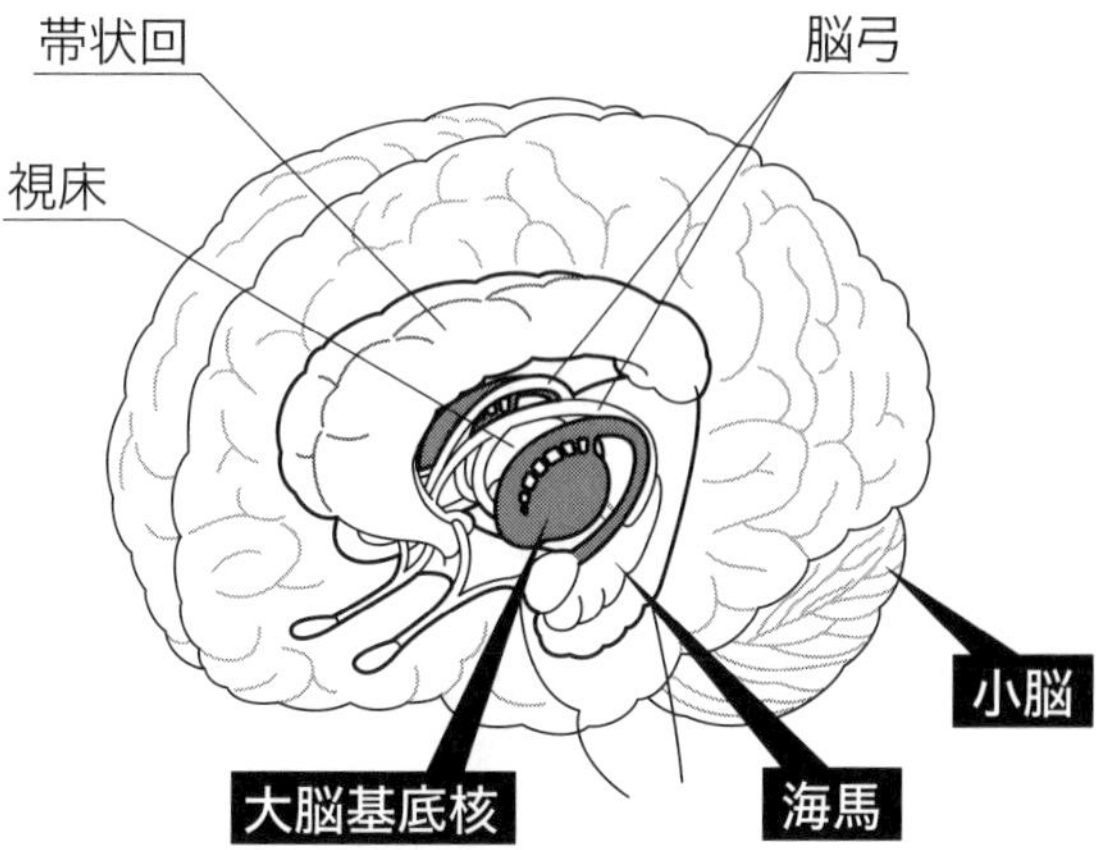

図1-1　海馬、小脳、大脳基底核

の脳トレの話で登場した、運動能力や楽器演奏など、練習することで上達する「手続き記憶」です。

よく「身体が覚える記憶」と説明されますが、実際には身体が覚えているわけではありません。脳が覚えているのです。何度も練習してピアノが弾けるようになるのは、指ではなく、指の動かし方を脳が記憶しているおかげです。手続き記憶の形成は、海馬ではなく、主に「小脳」や「大脳基底核」という脳部位が担っています（図1－1）。

そのため、海馬が損傷した場合も、手続き記憶を作る能力は失われません。海馬を損傷した患者が、鏡を見ながら線をなぞるといった課題を練習すると、次の日はその課題の上達が見られます。本人は、前日に練習をしたことは覚えていません。本人としては、初めての課題なのに、なぜか上手くできるのです。

第3章で詳しく説明しますが、海馬は記憶の引き出しにも関係しています。そのため、海馬を大きく損傷すると、過去の記憶にもアクセスできなくなります。しかし、手続き記憶の再生には海馬は関わっていないため、ストーリーに登場した記憶が作れない男も、文字を書いたり、ご飯を食べたりすることはできます。これまで何度も繰り返した日常の動作は問題なくこなすことができるのです。実際の患者でも、自分のことは何一つ覚えていないけれど、なぜか楽器が弾けるといった例があります。失われていない手続き記憶がアイデンティティーの手掛かりになることもあるようです。

このような手続き記憶は、「何を覚えているのか」を口頭や文章で説明することはできません。ベートーベンの『エリーゼのために』を弾けるようになっても、指をどのくらいの角度に曲げて、指の動きをどのように制御して、どのタイミングで動かすのかは説明できないと思います。この状態をまさに身体が覚えていると表現しますが、単に私たちの意識が感知できていないだけです。脳が覚えているのですが、その内容を自覚できないため、身体が勝手にやっているように感じられるのです。私たちは脳のやることをすべて把握しているつもりになっていますが、まったくそうではないことが、この手続き記憶からも分かります。

手続き記憶は説明できない記憶なので、「非陳述記憶」ともいいます。陳述というのは、考えを口頭で述べること。日常生活ではあまり使わない言葉ですが、「説明できない記憶」と呼ぶよりはかっこいいですね。

非陳述記憶のメカニズムもなかなか面白いのですが、この本の主役は、意識して覚えたり思い出そうとしたりできる「陳述記憶」です。ひとまず、手続き記憶のことは置いておきましょう。

処理係と保管係の連携プレイ

記憶が作られていくときの情報の流れを、簡単に図1－2に示しました。

何かを体験すると、大量の情報が脳に入ってきます。情報といってもデータや文章ではありません。光や色や形などの視覚情報、声や物音などの聴覚情報、食べ物の匂いなどの嗅覚情報、そして触感など、感覚器が受け取るものすべてが情報です。感覚器というのは目、鼻、耳、舌、皮膚など、外界の情報を受け取る器官のことです。

外界から入ってきた生《なま》の情報は、脳の中心部にある「視床」という部位に集められ、そこから2つの部位へ振り分けられます。情報の重みづけをするための「大脳辺縁系」と情報の分割と統合を行う「大脳新皮質」です。大脳辺縁系については、第2章で詳しく説明

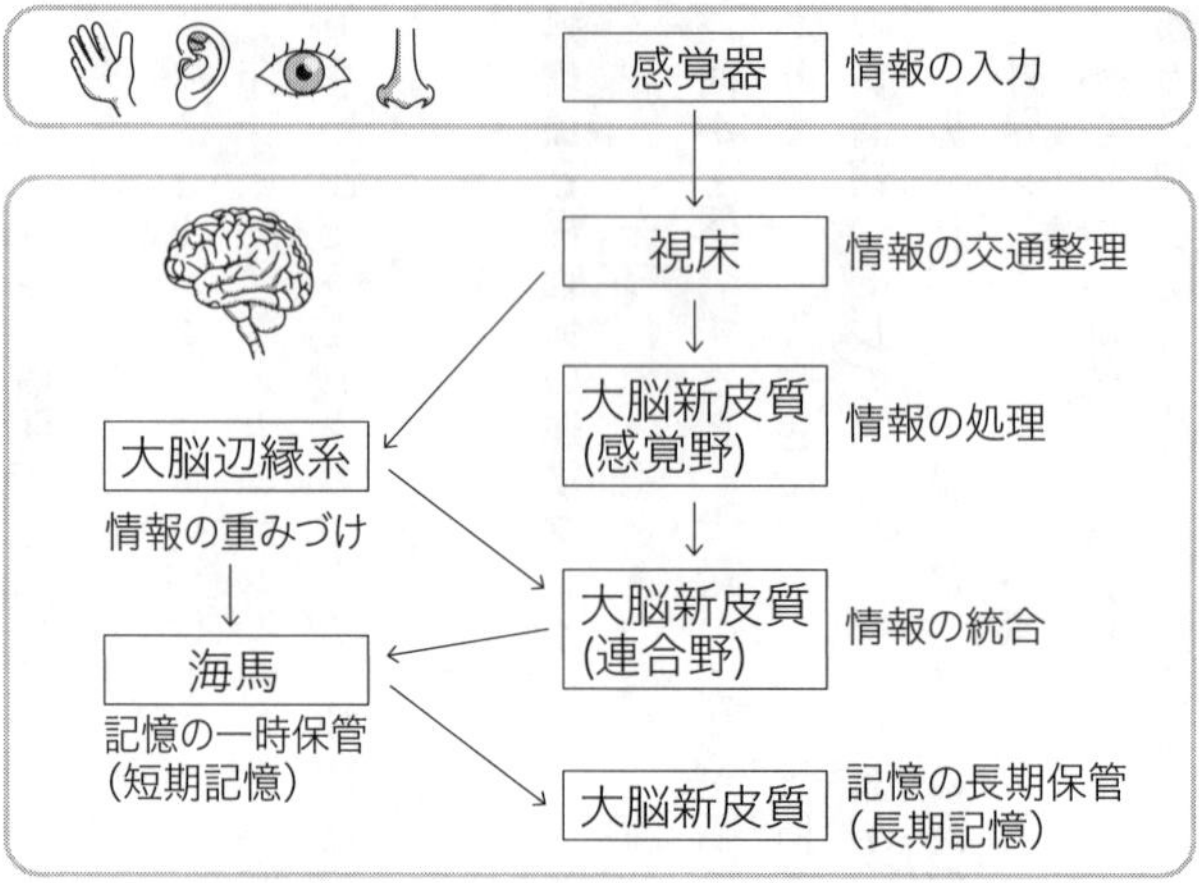

図1-2　脳の中で記憶が作られていくときの情報の流れ

しますので、ここでは大脳新皮質に向かう経路を追っていきましょう。

大脳新皮質では、まず「感覚野」と呼ばれる部位に情報が入ります。感覚野というのは視覚や聴覚のような感覚を処理する部位の総称で、情報の種類ごとに処理する場所が決まっていて、それぞれの場所で細かく分断され加工されます。たとえば視覚情報だと、「視覚野」で、色や形や傾きや動きなどの細かい要素に分解されていきます。

そうして細かくなった情報は「感覚記憶」となります。この記憶は特に意識しない限り数秒で忘れてしまいます。

次に、大脳新皮質の「連合野」と呼ばれる部位で感覚記憶が統合され、意味のある記憶の元を作ります。連合野にはいろいろな部署からの情報が集まってきます。ここは各部署から届いたばらばらの情報を一時的に保存し、編集、加工を行う場所です。編集の手掛かりのひとつは同時に届いたかどうかです。たとえば、赤い、丸い、酸っぱい、おいしい、嬉しい、手触り、かじった感触、などの感覚記憶があちこちから同時に集まってきたら、それらを「リンゴをかじった経験」として、ひとグループにしてまとめます。

この記憶の元が海馬に送られます。海馬で処理され、インデックスをつけられて、一時的に保存されます。これが「短期記憶」です。こうやって作られた短期記憶はその名の通り、短い期間しか保管できない記憶です。平均で80分、長くて2～3日くらいです。

しっかりと取っておきたい記憶は、情報を長期的に保管する保管室である「大脳新皮質」に送られますが、その前に、必要な記憶を取捨選択し、整理しておく必要があります。その役割を担うのも海馬です。大脳辺縁系で行われた重みづけをもとに、どの記憶を保管室にしまうのかを判断します。重みづけとは何か、大脳辺縁系がどのような働きをしているかについては、第2章で詳しく説明します。

記憶の司令塔「海馬」が壊れたら

海馬は脳の奥深く、位置的には耳の後ろの方にある、マグカップの取っ手のような形を

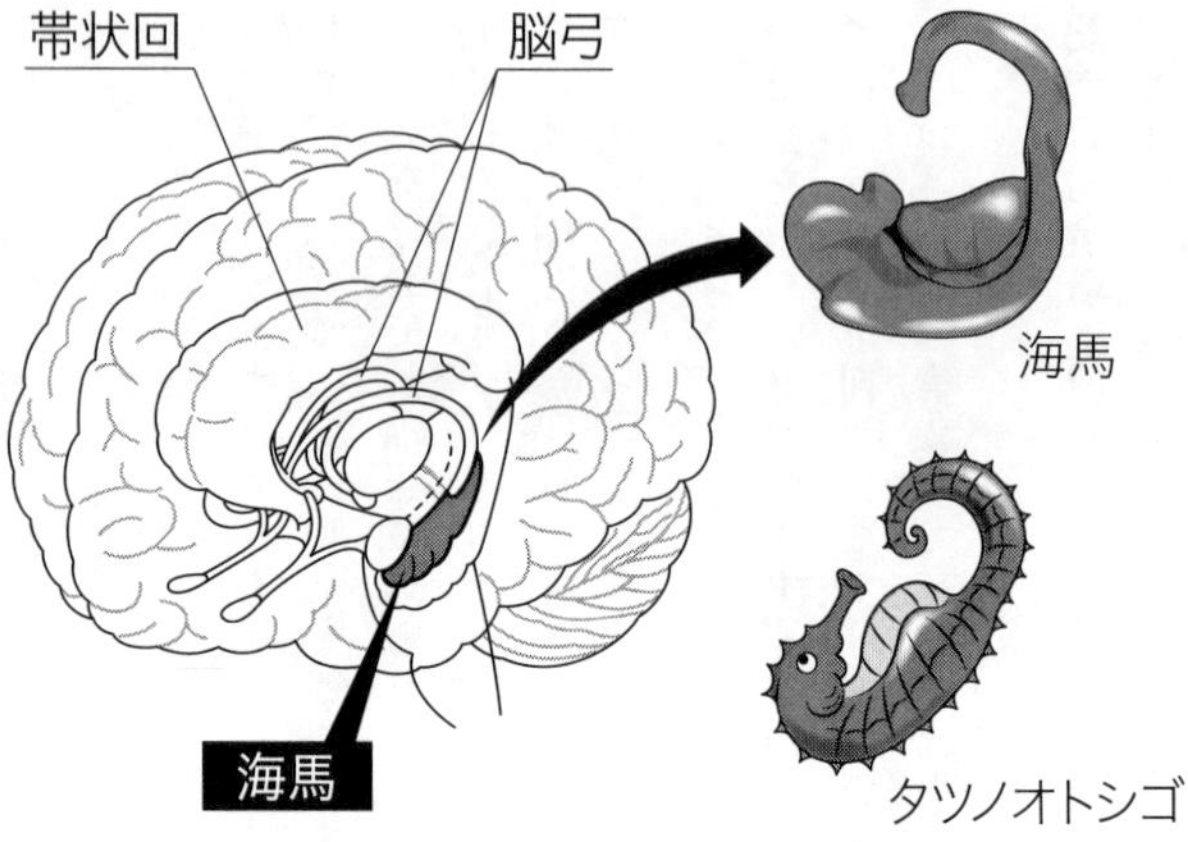

図1-3　海馬とタツノオトシゴ

した脳部位です。右脳と左脳、それぞれに存在します。海馬は英語でHippocampusと呼ばれますが、これはタツノオトシゴの学名に由来します。図1－3の脳の図では、海馬の一部が隠れていますが、手前側の海馬を取り出してみると、タツノオトシゴが上下逆さになったような形であることが分かります。

海馬の神経細胞は、記憶に関して重要な役割を担っているにもかかわらず、酸素不足やストレスに弱いのです。呼吸停止などで倒れて一命をとりとめた場合も、海馬の細胞が死んでしまい記憶に障害が残る場合があります。アルツハイマー型認知症のような脳の神経細胞が次第に死んでいく病気でも、海馬の細胞が先に死んでいきます。

記憶を担当する海馬が病気や怪我によって

障害されると、ストーリーに出てきた男のように新しいことが覚えられなくなることがあります。

覚えていられる時間がどのくらいか、どんな記憶が失われやすいかなどは、障害の程度や場所に関連し、症状は多様です。寝て起きたら忘れてしまう人もいれば、数分間しか覚えていられない人もいます。なかには数秒で記憶が消えてしまう人もいます。数分や数秒で忘れてしまう場合は、日常生活も、人とのコミュニケーションも困難になります。常にメモを書き続け、メモを自分の脳の代わりにするしかありません。

アルツハイマー型認知症では、昔のことは覚えているのに、新しいことが覚えられないという症状が出ることが特徴です。この症状は、海馬のダメージが大きく、記憶の保管庫である大脳新皮質はまだ無事である状態のときに現れます。記憶というものを単に次々と積み重なった書類のようなイメージで考えていると、なぜ古い記憶より先に新しい記憶が失われていくのか不思議な気がします。しかし、記憶を作るメカニズムと、作ったものを保存するメカニズムでは担当する部署が異なっていることが分かると、なぜ、新しい記憶の方に障害が起こるのかが分かります。

ただし、古い記憶も失われないわけではありません。アルツハイマー型認知症は進行性の病であるため、状態は刻々と変わっていきます。海馬の細胞がさらに死んでいくと、インデックスとしての働きも弱まり、長期記憶を引き出せなくなります。最近のことを覚えられないだけでなく、昔のことも思い出せなくなるのです。また、海馬だけでなく脳のほかの部位の細胞も次第に死んでいくため、やがては昔の記憶も失われてしまいます。

情報伝達を行う奇妙な形の細胞

記憶が脳の大脳新皮質に保存され、しかも刺激を加えることでその記憶がよみがえるということは、かなり前から分かっていました。

１９３３年、ドイツでヒトラーが首相に就任した年、米国生まれのカナダの脳外科医ペンフィールドは、局所麻酔をかけた患者と話をしながら、脳の表面に電気刺激をしました。頭蓋骨を半分外して脳をむき出しにした患者が、医師と会話をしている様子を思い浮かべると、かなりとんでもない光景ですが、ペンフィールドがおかしな人だったからではありません。できるだけ後遺症を最小限に抑えて脳の手術をするために、脳の機能を知る必要があり、こんな方法を取ったのです。

脳は弾力のある薄いピンク色の塊です。ちょっと白子に似ているかもしれません。ペンフィールドが巨大な白子の表面を電極でそっと刺激すると、患者が忘れていた過去の鮮明な記憶がよみがえったのです。現在では倫理的にこのような実験を行うことはできません

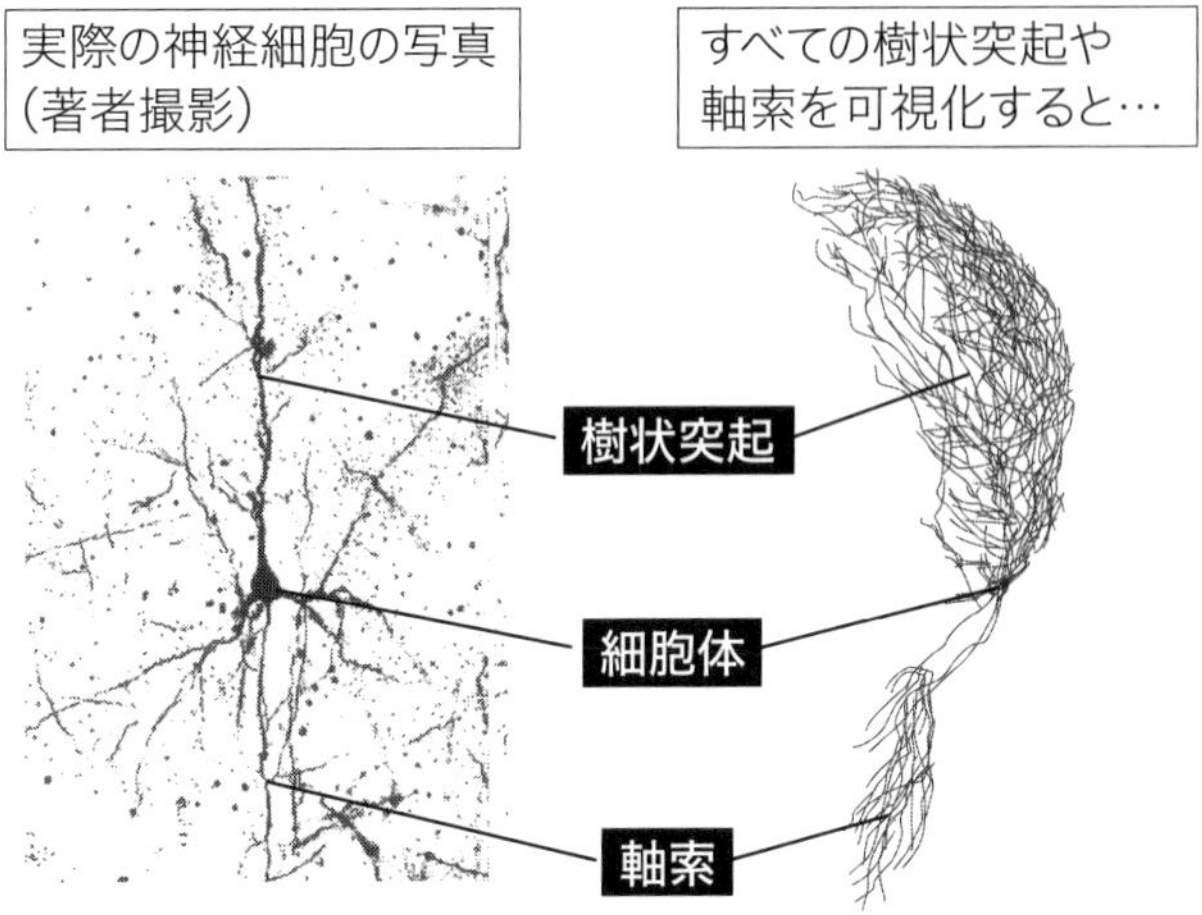

図1-4　神経細胞の樹状突起と軸索

ので、これは貴重なデータです。

さて、研究者たちの関心は当然、大脳新皮質にある何に記憶が保管されているのかということに向かいます。動物の脳や、人間の死後脳の切片の細胞を染めて、特殊な形をした細胞があることが分かりました。脳の中にある大量の細胞の奇妙な形は、研究者たちの興味を惹きつけました。それが神経細胞（ニューロン）です。

神経細胞は情報伝達に特化した、非常に特殊な細胞です。

図1－4の左に、実際の神経細胞の写真を示しました。写真の中央にある黒い塊が「細胞体」です。細胞体には大切な遺伝子を収めた核をはじめとする、細胞の生命活動に必要な細胞小器官が存在します。ここ

が神経細胞の母艦です。

その細胞体から長く2種類の突起が伸びています。他の神経細胞からの信号を受けとり細胞体に情報を送り込む「樹状突起」と、細胞体から情報を送り出す「軸索」です。樹状突起はその名の通り、木の枝のように張り巡らされています。左の写真は平面でとらえた像なので、樹状突起はまばらにしか見えていませんが、断面を何枚も撮影して神経細胞1つをすべて可視化すると図1－4の右のイラストのようになり、1つの神経細胞にかなりのボリュームの樹状突起が存在することが分かります。

樹状突起は入力側のアンテナのような役割の突起で、他の神経細胞の軸索の先端（軸索終末）から情報を受け取ります。この情報の受け渡しをする場所のことを「シナプス」と言いますが、これについては第3章で詳しく説明します。

記憶はネットワークで保管される

さて、記憶の話に戻りましょう。記憶はどこに保管されるのでしょうか。情報を伝える神経細胞のどこかに、情報を何十年も保管する場所があるのでしょうか。

私たちの身体の細胞は、どんどん代謝されて、約3ヵ月ですべてが入れ替わるという話がまことしやかに流通していますが、あれは科学的に正しい表現とはいえません。約37兆個といわれている人間の身体を構成する細胞は、役割ごとに性質が大きく異なっていて、入れ替わりが激しい細胞もあれば、生涯入れ替わらない細胞もあるからです。

入れ替わりが激しい細胞の代表は、身体の表面や臓器の粘膜を構成する「上皮細胞」です。小腸の上皮細胞は3～4日で入れ替わります。肌の細胞も約1ヵ月で入れ替わります。

一方、生涯入れ替わらない細胞の代表が、脳の神経細胞です。海馬の一部の場所で新たな細胞が生まれていることが分かっていますが、すでに記憶を保存するネットワークを作っている神経細胞と入れ替わるわけではありません。

生涯入れ替わらない神経細胞になら、安心して情報を保管しておけそうです。

しかし、もっとミクロな目で見てみると、神経細胞は入れ替わらなくても、神経細胞を構成している成分は入れ替わっていきます。何十年も存続している会社も、中で働く社員は入れ替わっていくように、見た目は変わらない神経細胞も、長い期間が経てば、元あった成分とは違う成分で構成されてしまいます。

会社なら、社員が入れ替わるときに仕事の引き継ぎが行われますが、神経細胞の構成成分たちは、自分が保管した記憶をどうやって引き継ぐのでしょうか。

また、神経細胞が記憶を保管しているのだとしたら、保管できる記憶の数は有限です。ある記憶を保管した神経細胞が死んでしまったら、その記憶は永遠に失われてしまうことになり、記憶のシステムとしてはあまりにも不安定です。

科学者たちは、このような矛盾を解消するために、1つの仮説を立てました。記憶は神経細胞の中や特定の分子に保管されているのではなくて、神経細胞同士のネットワークとして保管されているのではないかという仮説です。

ネットワークで保管されるというと、ややこしく聞こえますが、考え方は簡単です。図1－5は、記憶がネットワークで保管される様子を簡単に模式化したものです。図形のひとつひとつが神経細胞を意味しています。

たとえば、記憶1の保管を担当するのは□と☆と○で作られたネットワークです。そして、記憶2を保管するのが、☆、▽、◎で作られたネットワークです。このような方法を取れば、1つの神経細胞が複数の記憶の保管を担当することができます。数に限りのある神経細胞でも、組み合わせ次第でほぼ無限に記憶を保管できるのです。

この仮説を直接証明したのが、日本の利根川進グループです。マウスを使った実験で、光遺伝学という手法を用い、記憶が神経細胞のネットワークとして保管されることを証明したのです（光遺伝学について詳しく知りたい人は、第5章のコラムを参照してください）。

ちなみに、あるネットワークが活性化されると、そのネットワークによって保管された記憶がよみがえります。また、活性化されることで、神経細胞同士のつながりは強化され

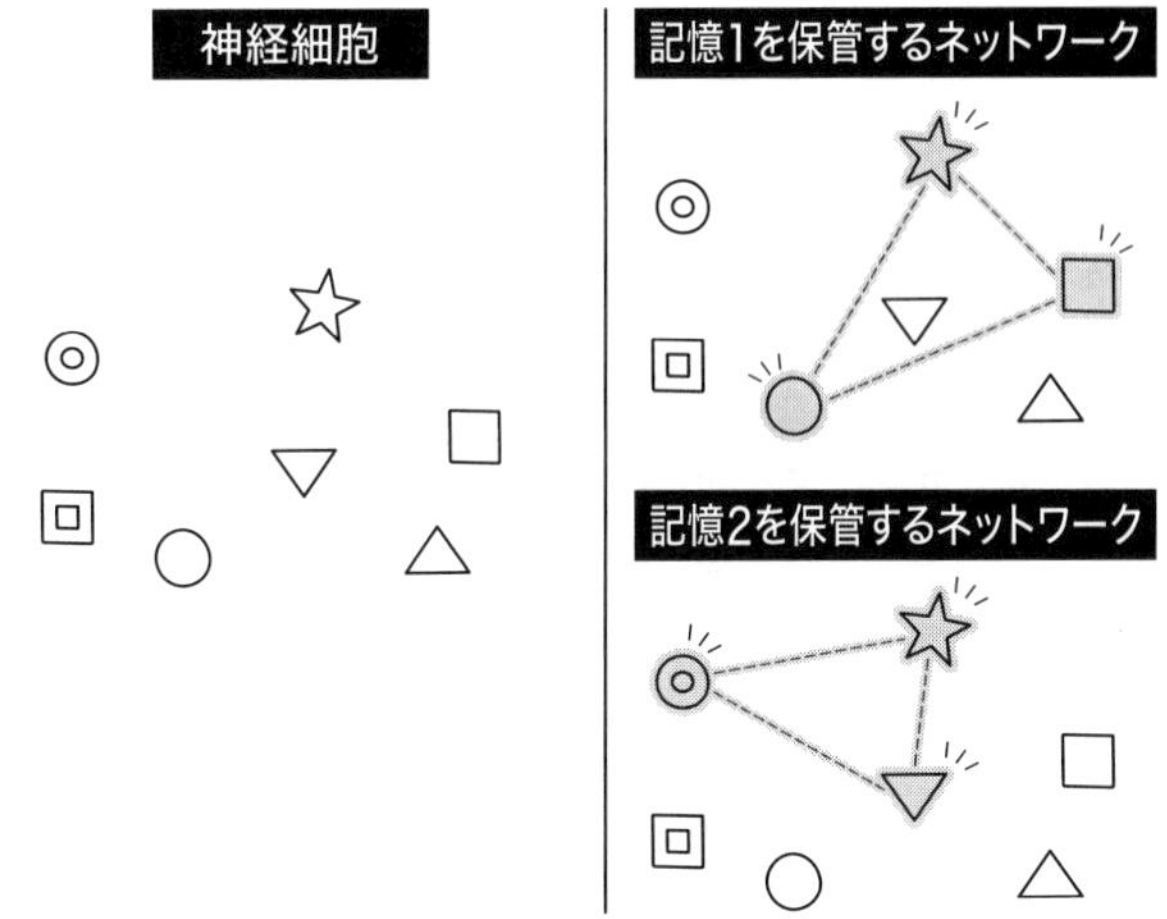

図1-5　記憶を保管するネットワーク

ます。何度も呼び出しをかけてミーティングをするとチームの結束が強まるのと同じです。記憶も、思い出すたびにネットワークが強化され、忘れにくくなっていくのです。

複数の細胞のネットワークで1つの記憶を保管するのは、とても柔軟な仕組みです。ネットワークを作るメンバーが少しくらい抜けても、他のメンバーが補うことができるので、不完全な記憶が再生されるだけで、よほどのことがないと記憶が消滅してしまうことはありません。

しかし、柔軟な方法だからこそ、ときどき混線したり、間違った記憶が活性化されたりしてしまいます。思い出そうと頑張るほど、思い出せなくなるのも、この仕組みのせいです。記憶のあいまいさによって起こる現象については、第4章や第5章で説明していきます。

30歳を過ぎると記憶力が低下し始める理由

記憶がネットワークで保管されているおかげで、神経細胞が減っても、すぐに特定の記憶がなくなるわけではありません。しかし、減れば減るほど、記憶力は落ちていきます。

大きな病気をしなくても、加齢とともに神経細胞は減っていってしまうため、記憶力は早くも30歳を過ぎると次第に悪くなっていきます。

神経細胞が加齢で死ぬ主な原因は、血流不足です。脳は体重の40分の1程度の重さしかありませんが、身体全体の約2割の酸素を消費します。酸素を消費するのは脳にある細胞たちです。すべての細胞に酸素を届けるために、隅々まで細かい血管が張り巡らされています。

けれども、年を取って、動脈硬化などで血管の内側が狭くなると、その細い血管内まで血液が流れにくくなります。また、悪玉コレステロールや糖が多い血液によって血管が傷つけられたり詰まったりします。年齢を重ねていくと自覚できないほど小さな脳梗塞が脳の中で起こる確率が高くなるのです。その隠れ脳梗塞が起こると、そこから先で血液を待っていた神経細胞は死んでしまいます。小さな脳梗塞は健康な40代で3割、60代になると7割の人に見られると言われています。

糖尿病にならないように注意することも重要です。糖尿病を発症した人は認知症のリスクが約1・5〜2・5倍高くなるというデータがあります。この理由のひとつは、糖尿病が血管の健康と関係の深い病気だからです。糖尿病は血液中の糖が多くなる病気ですが、糖は血管を傷つけます。細い血管ほどその影響を受けやすく、身体の末端である足の先が壊死してしまったり、目の血管が傷つけられて失明してしまったりします。細い血管が張り巡らされた脳も同様にダメージを受け、神経細胞が死んでしまうことで認知症が起こりやすくなってしまいます。

神経細胞が死んでしまったら、そこに隙間が生まれます。大量の細胞が死んでしまうと、脳の体積はしぼみ、もともと脳にある空洞が大きくなります。

認知症の診断で、脳の画像を撮るのは萎縮が起きていないかを確かめるためです。しかし、たとえ診断がついても、すでに死んでしまった神経細胞を取り戻すことはできません。神経細胞が死ぬ前に何らかの治療をすることができたら、認知機能を失わないで済むかもしれません。現在、世界中で、早期診断、早期治療の方法が研究されています。

ところで、お酒を飲むと脳の細胞は死んでしまうのでしょうか。

お酒好きのひとりとして擁護したいと思いますが、お酒を飲んだからといって脳の細胞が死んでしまうということはありません。細胞に直接アルコールをかけると死にますが、口から飲んだアルコールはそのまま脳に行くわけではなく、肝臓で代謝され、血液に取り込まれて脳に行くからです。

ただし、過度な飲酒習慣の継続は、確実に脳に悪影響を及ぼします。脳も臓器のひとつですから、身体の健康と精神や知的活動の健康は、直結しています。飲酒習慣によって睡眠の質が悪くなったり、栄養バランスが悪くなったりして、身体の健康状態が悪化すると、脳にも影響するからです。

脳の細胞を少しでも減らさないために私たちにできることは、たくさんあります。血管の健康を保ち、適度な運動をし、質の良い睡眠をとりましょう。

◎第1章から学ぶ　記憶力向上のポイント
神経細胞を減らさないように、健康的な生活習慣を身につける。

コラム

ワーキングメモリとは何か

記憶のトピックスの中でよく取り上げられる話題が「ワーキングメモリ」です。日本語では作業記憶と呼ばれます。その名のとおり、作業に必要な情報を、ごく短時間の間だけ記憶する脳の機能です。広告などで見た電話番号を覚えて、電話を掛けることができるのはワーキングメモリの働きのおかげです。

ワーキングメモリは特に意識して覚えようとしない限り、10～15秒程度で消滅しますので、短期記憶に分類されます。しかし、短期記憶にもかかわらず、ワーキングメモリを担当しているのは海馬ではなく大脳新皮質の「前頭前野」という部分です。そのほかの複数の部位も関わっていることが分かっていますが、まだ詳しいメカニズムの解明には至っていません。記憶の保管の流れと一緒にしてしまうと分かりにくくなってしまうので、第1章では説明しませんでした。

ワーキングメモリは作業台です。しかも作業台の大きさは限られています。ワーキングメモリが一度に処理できる情報は4個程度。たまに7個以上処理できる超人もいるようですが、普通の人はあまり欲張ったことはできません。たくさんのことを並行してできているという人も、その実態は、単に毎回毎回、脳の中で素早く切り替えているだけの可能性が高いでしょう。

つまり、作業台に1つを広げて作業していたのに、次のことをやるためにそれらを作業台の下に急いで落として次のをやって、また別のをやるために作業台から落として……と、これが、いわゆる「マルチタスク」の正体です。マルチタスクは、適度な負荷の場合は脳を鍛える効果もありますが、常にマルチタスク状態でいると脳を疲れさせ、作業自体も効率が悪くなってしまいます。

認知症になると、ワーキングメモリも衰えます。複数のことを同時に行うことができなくなるため、これまでできていた料理も苦手になります。認知症の診断ツール「長谷川式認知症スケール」の中には、100から7を順番に引いていくテストがありますが、頭の中で数字を一定時間覚えておかないと、このような計算ができません。ワーキングメモリが障害されているかどうかのテストになります。

同じことを何度も言ってしまうのも、認知症の初期症状の特徴です。人が話をしている内容を聞き取って意味を理解したり、物事を順序立てて考えたりできるのはワーキングメモリのおかげです。当然、話をする側にもワーキングメモリが必要になります。ワーキングメモリが働かなかったら、話しているうちに、最初の方で話したことを忘れてしまい、何を言いたいのか分からなくなってしまうのです。

ちなみに、ワーキングメモリに重要だと考えられている脳部位の前頭前野は、アルコールによって働きが弱くなってしまうため、酔っ払いの話は何を言いたいのか分からない場合が多くなります。

ワーキングメモリが重要なのは、同時に複数の作業をするときだけではありません。情報の関連性を見つけ、そこから別の情報にアクセスするときにも役立っています。これは起きているときは、記憶を引き出し、状況にあった判断をするときに役立ちます。

また、眠っている間は記憶の形成に役立っています。第3章で睡眠中に記憶が作られるメカニズムを説明しますが、そのときに古い記憶と新しい記憶を比較して選別する作業を行うのが、このワーキングメモリなのです。

ビジネスや勉強に必要なワーキングメモリは、よく脳トレやサプリメントのターゲットになります。ワーキングメモリを訓練やサプリによって鍛えられるかどうかは、まだはっきりとした結論は出ていません。また、序章で書いたように、鍛えられているのが手続き記憶だったとしたら、その脳トレが上手くなるだけで、他の場面に応用が利きません。

もし、脳のパフォーマンスを上げたいと考えるのなら、昼も夜も精一杯働いている脳をさらにびしばし鍛えるよりは、脳が働きやすい環境を作ってあげたほうがいいかもしれません。たとえば、スマホの通知を切るなどして注意が散るものを片付ける、一度に複数のことを行わない、保留中の思考をメモに書き出してワーキングメモリのスペースを空けるなどです。

脳は、筋肉のように、鍛えたら鍛えた分だけ肥大する臓器ではありません。安易な謳い文句に乗らず、不要なマルチタスクを減らし、脳に優しい生活を送ってください。

第2章　情動が記憶を選別する

ストーリー 宇宙人のミッション

宇宙人が頭の中に降りてきた——なんて言ったら、みんなにおかしくなったと心配されてしまうだろう。わたしはヒンコーホーセーな小学生女子だから。冗談だとも思われず、保健室に連れていかれて「いつもの日常」が送れなくなってしまう。それでは駄目だ。宇宙人のミッションが完了しない。ミッションが終わらないと、わたしの頭の中から出ていかない。

（なぜ、先ほどは紫色のキーホルダーを選んだのですか？）

頭の中の宇宙人が話しかける。頭といっても実際にいるわけじゃなくて、こいつはなんかすごく遠いところから、電波みたいなものを飛ばしているらしい。地球人のセイタイを知るために、わたしの頭の中に入り込んだそうだ。わたしが選ばれたのは、授業中に寝てたから入りやすかったんだって。

「本当に全部答えたら出てってくれる？」

声に出さなくても会話はできるらしいけれど、やっぱり口に出してしゃべってしまう。今日は、ひとりで帰ることにしてよかった。

（約束は守ります。私も早く終わらせたいです。質問を繰り返します）

「繰り返さなくていいよ。ええっと、紫色の方を選んだのは、紫が好きだからだよ」

（なぜ好きなのですか？）

「可愛いから」

（ピンクは可愛くないんですか？）

「ピンクも可愛いけど、でも紫の方が好きなんだもの」

宇宙人が沈黙した。困っている。わたしだって困る。何で好きなのかと言われても、好きなものに理由はない。

（頭の中を見せてもらいました。あなたは、5歳の頃、親戚のお姉さんに紫色の髪飾りをもらいましたね）

「あ、そう。もらった」

宇宙人に言われたとたんに、忘れていた記憶がよみがえった。

（大人っぽい、似合うとみんなにほめられた。また、半年前、紫色を選んだことで他の友達とかぶらなくて感謝された。あなたはこれらの記憶をもとに、総合的に、紫色を選んだ方が得だと判断した。これが『好き』という感情ですね？）

「そう……かな？」

宇宙人の言うことは難しくてよく分からないけれど、わたしは話を合わせておいた。

(今、進路を変えましたね。なぜですか?)

わたしは河原に降りる坂道を歩きながら、理由を考える。なぜだろう。

「……道路は車が怖いから?」

あまり自信はないけど、そんな気がしたから、そう答えておいた。

(なぜ怖いんですか?)

「なぜって……車にひかれたら怖いでしょ?」

(ひかれたことがあるんですか?)

「……ないよ! そんなこと」

でも、言われてみれば不思議だった。何で、ひかれたこともないのに、車を怖いと思うのだろう。また宇宙人が沈黙している。頭の中を探っているのだろう。もう説明するのが面倒くさいし、勝手に見つけてくれるなら、その方が楽だ。

しばらくして、宇宙人はいろいろな記憶を見つけてきた。ドラマで見た事故の映像。子どもが巻き込まれたニュースの見出し。お母さんから車は怖いと言い聞かされてきたこと。まったく覚えていないけれど、わたしが小さいころに飛び出して、車が急ブレーキをかけて止まったこともあったらしい。

（地球人の情報処理システムは優秀で素晴らしいです。こんな大量の情報を一瞬のうちに検索して判断をくだすなんて）

「まあね」

地球人を代表して、わたしはドヤ顔をする。といっても、わたしはただ、なんとなく動いているだけなんだけど。

（なんとなくとは、何ですか？）

「えっ、そんなこと聞かれても……なんとなくはなんとなくだよ」

宇宙人はまた沈黙する。今度はどこかと通信して何かを調べているらしい。

（なんとなくというのは、「特に目的や動機などはなく、それといった理由もなく」という意味ですね。しかし目的や動機もなく動くなんて、そんな非合理的なことはあり得ない）

宇宙人はぶつぶつ言っている。独り言なら、わたしの頭の外でやってほしい。

（地球人は自身が認知していないシステムによって動かされている……。これは面白い。もっとこのシステムのことを調べなくては）

さようならという声が聞こえた気がする。そうして、宇宙人は頭の中から出ていった。なんだかわたしは拍子抜けした。宇宙人に頭を乗っ取られたなんて、もっと大変なことが起こるのかと思っていたからだ。別に悲劇のヒロインになりたいわけじゃないけれど。

宇宙人によると、寝て起きたらこの経験は忘れてしまうらしい。だから、わたしは今こうしてせっせと書いて残している。きっと誰も信じてくれないだろうけれど。

情動とは何か

第1章で紹介したように、私たちは日々大量の情報の処理をしながら暮らしています。環境に適応し、敵から逃れ、食物を得ながら生き抜いていくためには、大量の情報を記憶として保管し、うまく利用しなくてはいけません。しかし、何でもいいから片っ端から脳に情報を詰め込めばいいわけではありません。あとで取り出して生存戦略に役立てるためには、生存のために必要な情報を選択し、重要という目印を付けておく必要があります。

この選別基準となるのが「情動」です。

情動という言葉は聞き慣れないかもしれません。心理学や脳科学やそのほかの文脈など、分野によって定義が違うことがありますが、ここでは脳科学の分野で用いる場合の意味を説明します。

情動は感情の一種で、身体反応を伴います。快・不快や喜怒哀楽、愛憎など、刺激に対してすぐに湧き起こり、短い時間だけ続くような心や身体の反応のことです。では、情動に含まれない感情は何かと言うと、「気分」です。なんとなく楽しかったり、なんとなく不安だったり、はっきりと言葉には表せないことも多い、比較的長く続く心の状態です。ただし、この分類に関しては異論もありますが（第6章で紹介します）、第2章では、この情動の定義のもとに研究者たちが長年積み上げてきた研究成果に基づいて話をします。

脳科学分野では、感情は情動と気分が合わさったものだと考えます。そして研究では主に情動を扱います。なぜかというと、情動が湧き起こっているかどうかは客観的な観察によって知ることができますが、「気分」は外からの観察だけでは正確に知ることが難しく、脳科学の研究対象にしにくいからです。人間を対象にした研究なら気分を本人に聞くことはできますが、動物に「今どんな気分ですか？」と聞くわけにはいきません。

情動が起こると、心拍数が上昇したり、汗が出たり、呼吸が早くなったり、筋肉が緊張したりなど、自分では制御できない「自律神経系」の影響による身体反応が出ます（この反応は嘘発見器などに応用されています）。また、情動は行動にも影響しますので、動物実験でも比較的観察しやすいのです。たとえば、恐怖で身体を硬直させたり、好奇心を起こして接近したり、攻撃の姿勢を取ったり、暗がりに隠れたりなど、観察可能な行動反応が現れます。

情動はある意味、動物的な反応です。それが記憶という高次の脳機能の情報の選別を担っているのは、どこか不思議な気がします。でも、動物がどのように進化してきたのかを考えると、情動と記憶の関係がぐっと理解しやすくなるはずです。

脳が生存のために生み出したシグナル

ストーリーで宇宙人が分析していたように、情動は過去の記憶から作られています。記憶といっても、個々の記憶ではありません。ひとつの記憶からひとつの情動が作られるというわけではなく、さまざまな記憶が関係しあったマインドセットが情動を生み出します。

つまり、マインドセットは、心も作っているのです。

もし、子どもに「心はなんのためにあるの？」と聞かれたら、「生存のために脳が神経伝達物質を分泌して行動を制御するためだよ」というのが本当の答えになるでしょう。子どもにはそんなことは言わない方が良いと思いますが、この本を読んでいる読者の方は、きっと面白がってくれていると思います。

人間の身体を構成する約37兆個の細胞は、さまざまな方法で連絡を取り合い、連携して働いています。脳の中の細胞たちは、化学物質を作って分泌して、相手の細胞の「受容体」

にくっつけることで連絡を取り合っています。これが神経伝達物質です。神経伝達物質にはいろいろな種類があり、それぞれ伝える相手や、相手に伝わるメッセージが違います。ドーパミンとかセロトニンという名前を、聞いたことがありませんか？　あれは情動に関わる神経伝達物質です。

動物にとって優先順位が高い行動は、食物を得て、敵から逃げて、子孫を残すことです。これらの行動を起こさせるためのシグナルが情動です。危険なものに出会ったら脳は恐怖の情動を作り出し、危険を回避させる行動を起こさせます。食べ物や子孫を残せるチャンスに出会ったら、すぐに飛びつきたくなるように脳は報酬の予感の情動を作り出し、欲しいものを獲得させる行動を起こさせます。

大脳新皮質が発達していない、霊長類以外の哺乳類や鳥類のほとんどが、情動に操られて行動しています。この情動を作り出す脳の仕組みは、私たちにも備わっています。情動は、進化を考えるとずっと古くから、動物を生存させる仕組みとして築き上げられてきたシステムなのです。

このシステムは、記憶を作るときにも活用されます。情動を参照して記憶を構築したほうが生存確率はアップするからです。

脳は、大量の情報をそのまま保存したりはしません。どの情報が自分の生存にとって重要なのかを見分けて、重みづけをし、編集して、取捨選択をしたうえで保管しているということは序章や第1章でお話ししました。そのときに、何が重要で何が重要でないかを決める基準となるのが情動です。情報に出会ったときに情動が湧いたかどうかで、脳は情報の重要度を決めています。具体的には、強い情動を起こす経験をしたときには、情動を作り出す神経細胞が強く活動して、外からの情報を受け取った神経細胞の記憶のつながりを強化します。

情動が湧いたかどうかで重要度を判断するのは不思議な感じがするかもしれません。これがビジネスの場だったら、「この書類は感動したから大事にとっておきますが、こちらはつまらなかったので捨てました」なんて言ったら、上司に怒られてしまうでしょう。

しかしそもそも情動が生存のためのシグナルであるということを考えると、これ以上合理的な判断基準はないのです。

脳は増築を繰り返してきた

脳はすべての動物が持っているのでしょうか？　1つの細胞だけで動いている動物には脳はありません。では、昆虫は？　魚は？　そして、植物はどうでしょうか？

魚にも脳はあります。釣りの経験者は、「脳締め」や「神経締め」という言葉を知っているかもしれません。味を落とさないように一撃で締める技術の名前です（物騒ですみません）。魚の頭部には脳が収まっていて、そこから体の各場所に神経が張り巡らされています。

複数の細胞で成り立つ多細胞生物は、1つの生命体として生きるために細胞同士が互いに連携する必要があります。また、外界から情報を得て、適切に行動しなくてはいけません。

単純な行動なら、個々の細胞や情報を受け取った近くの細胞集団が対応すればそれで済みそうですが、刻々と変わる状況を目でとらえ、心拍数をあげ、筋肉を動かし、逃げる獲物を追いかけて捕まえるといった複雑な行動は、各部署が緊密に連携プレイを取る必要があります。そうなると連絡係の細胞が1ヵ所に集まって、お互いに連携しながら手足や臓器に信号を送った方が上手くいきます。この連絡係の細胞が神経細胞で、1ヵ所に集まった場所が脳です。

ある程度複雑な多細胞の動物には、人間のような立派なものではなくても、神経細胞が集まった脳のようなものがあります。その場合、脳と呼ばれずに「神経節」と呼ばれたりもします。昆虫にも脳があります。

一方、クラゲやヒトデやイソギンチャクには脳はありません。そして、植物にも脳はありません。動き回らない植物は素早く全身に情報を伝えて連携する必要がないからです

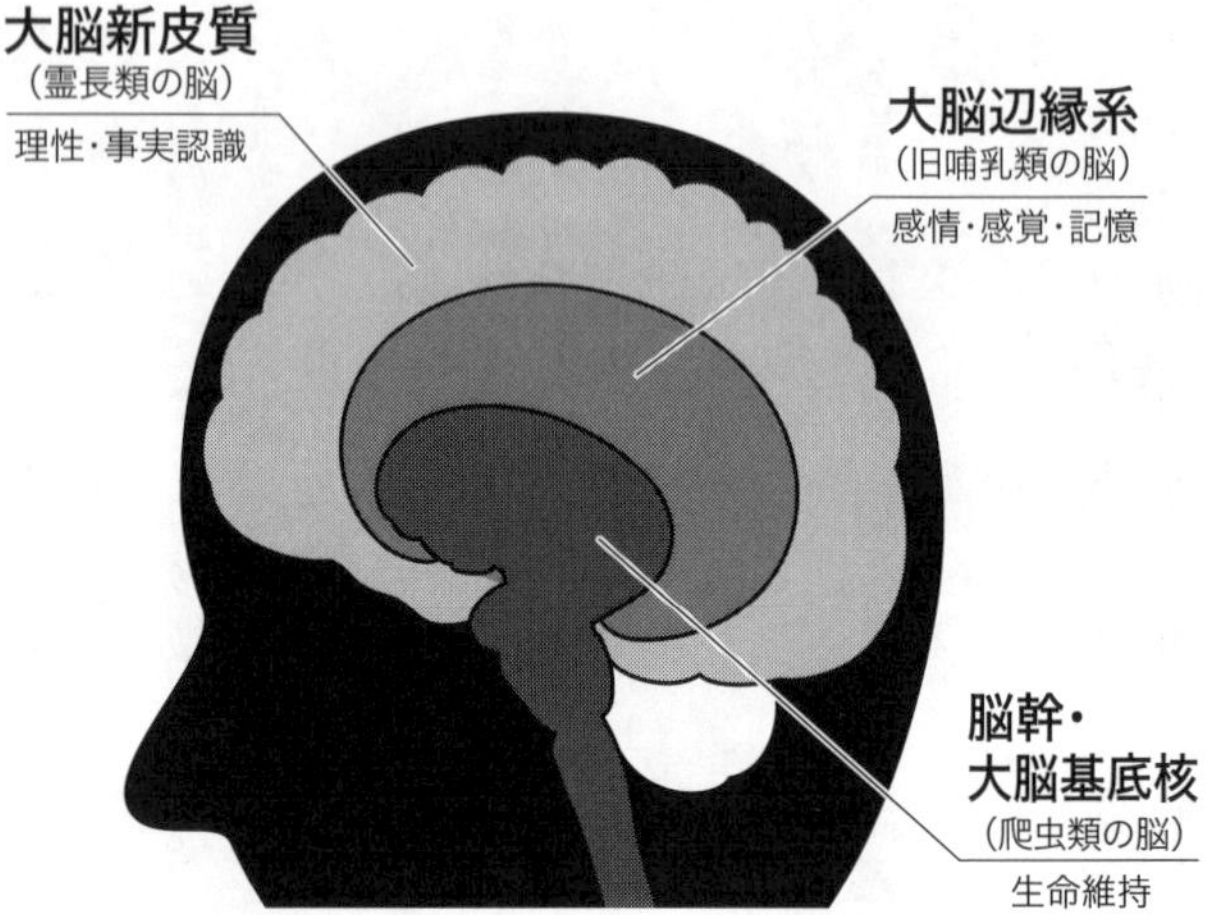

図2-1　増築された脳の概念図

（ただし、細胞同士で信号を伝えあう手段は持っています）。

人間と他の動物の違いは脳の性能にありますが、まったく違う脳を持っているわけではありません。人間の脳は、旧仕様の脳に増築をして作られています。たとえるなら、「ガラケー」が「スマートフォン」になったわけではなく、ガラケーの容量を増やして新たな機能も使えるようになったようなものです。昔のシステムが現役で使われているのです。

図２－１は、脳が増築されてきたイメージを表した概念図です。

まず、一番原始的な脳が「脳幹」と第１章の手続き記憶の説明で登場した大脳基底核です。生物として自分が生き残り、子孫を残すための機能を担当している脳部位です。

大脳基底核は食欲や性欲、なわばり、仲間づくり、習慣の形成、攻撃、危険回避など、動物の持っている本能を司っています。また、脳幹は、呼吸や、自律神経の調節に関わっています。自律神経というのは、私たちが意識しなくても勝手にいい感じに働いてくれる、つまり自律した神経のことです。心拍、消化、体温調整などを制御しています。脳幹は生命維持にとってなくてはならない脳です。植物状態か脳死かの判断には、脳幹が機能しているかどうかが関わってきます。

この脳があれば生きていくことはできます。ただし、外界の刺激に対して決まりきった反応しかできないため、反射的な行動が多くなり、状況に合わせて新しく学習したり、考えたりということが難しくなります。爬虫類では、これより上位の脳がほとんど発達していないため、この部分を爬虫類の脳と呼んだりもします。

その上に増築されたのが「大脳辺縁《へんえん》系」です。辺縁というのは周辺ということです。大脳ではないけれど、大脳の近くにあるよという意味でしょうか。大脳新皮質の奥にあります。第1章に出てきた記憶形成を司る海馬や、この章で新たに出てくる「扁桃体《へんとうたい》」や「側《そく》坐《ざ》核《かく》」がこの大脳辺縁系に含まれます。

大脳辺縁系は、人間以外の動物でもよく発達している部位です。恐怖や怒り、嫌悪、愛着、喜び、悲しみなどの情動や本能行動、そして記憶などを司っています。情動は生存のためのシグナルだという話をしましたが、この脳の働きの発達のおかげで、外界の状況に合わせた判断が可能になりました。

情動というシグナルを獲得した生物は、決まりきった本能行動から解放され、状況に合わせた判断ができるようになりました。しかし、霊長類や人類の脳はさらに発達し「大脳新皮質」を生み出したのです。霊長類以外の哺乳類や鳥類では大脳新皮質があまり発達していないため、行動が情動に支配されています。そのため、この情動を司る大脳辺縁系のことを旧哺乳類の脳と呼ぶことがあります。

最後に発達したと考えられるのが大脳新皮質です。一番外側を覆っているのを見れば、増築されたことが分かります。増築されたのは見た目だけではありません。機能も後から付け足すように進化していったのです。他の動物と人間を分けるのに重要な大脳新皮質ですが、人間は大脳新皮質だけでは生存できません。そのほかの脳と連携しあって初めて大脳新皮質が働くことができるのです。

せめぎあう脳――理性が勝つか、本能が勝つか

このように脳はそれぞれ担当する役割が分かれています。しかも担当部署が分かれてい

るだけではありません。各部署の優先事項や目的意識も少しずつ異なっています。

たとえば、理性や将来の計画を担う大脳新皮質が、健康のことを考えてダイエットをしたいと考えていても、本能を司る大脳基底核には別の使命があります。お腹がすいたら生命を存続させるために食べる行動を起こさせなければならないのです。

これが会社なら、代表が方針を決めるのでしょうが、脳にはリーダーがいません。脳の持ち主であるあなたは、リーダーではないのです。あなたが制御できるのは、せいぜい大脳新皮質の「意思」を担っている一部分だけです。あなたが大脳新皮質に加勢して、一緒に戦うことはできます。しかし、ただ何となくぼんやりと過ごしていると、あなたは本能の脳の命令に負けて、おやつを食べてしまうことでしょう。

大脳新皮質を上位脳、それ以外の脳を下位脳と分ける考え方があります。上位脳と下位脳は、お互い主導権を取るべく、常に争っています。

たとえば、大脳新皮質が発達した哺乳類では、空腹で食物がすぐ目の前にあったとしても、いつでもすぐに飛びつくわけではありません。本能を抑制し、周りの状況を確かめ、食べても安全かどうかを判断します。また、仲間との関係性を考え、自分が食べてもいいかどうかも判断します。

このとき上位脳は、下位脳の「今すぐ食べろ」という指令を抑制したり禁止したりして、コントロールしています。

私たちが本能や情動に基づく欲求をそのまま実行することがないのは、上位脳の抑制の働きのためです。ダイエットのために、おいしそうなおやつを我慢できたときは、上位脳のコントロールが勝った状態です。

一方、下位脳は生命を存続させるための重要な役割を担っています。たとえ上位脳に抑えつけられていても、生命の危機を感じる場面では、下位脳の方が有利になります。

下位脳は、身体全体にメッセージを発する「内分泌系」や、身体の状態をコントロールする「自律神経系」を支配しています。命の危険にさらされるような場面では、心臓の鼓動を早めて全身に血流をめぐらせたり、呼吸を早めたりして、いつでも戦ったり逃げたりできるように準備します。また情動を発して、行動を支配します。

情動は自分の意思ではコントロールできない強力な反応です。爬虫類の脳や旧哺乳類の脳などと呼びましたが、私たちは今でもこれらの脳の支配から逃れることはできません。下位脳の命令は現代の生活と合わない部分もありますが、下位脳のおかげで私たちが生存できていることは間違いありません。

記憶と話が少しずれてしまいましたが、脳の進化をひも解くことで、下位脳の支配する情動が、私たちの生命活動や身体に強い影響を及ぼす理由が少しでも伝わったなら幸いです。

これからお話しする情動と記憶の関係は、「心が動いたら印象に残る」というふんわりとした話ではなく、生物が生き残るために進化させた、抗いがたいメカニズムなのです。

粗くて素早い処理――生存のために働く大脳辺縁系

第1章で外界から入ってきた情報は視床という脳部位で交通整理をされて、二手に分かれると書きました。そこでは説明しなかった、情報の重みづけを行う経路が、情動を司る大脳辺縁系です。

外界から入ってきた情報は記憶を形成する経路へ運ばれると同時に、情動を形成する経路にも運ばれます。

情動は生存のためのシグナルですから、その発動を決める処理は、少々粗くてもスピーディーに行う必要があります。大脳辺縁系は大脳新皮質よりも、情報処理に関わる細胞が少なく、素早く情報が伝わります。大脳新皮質で理解するより前に素早く反射的に行動を起こせるのも、そのおかげです。

一方、大脳新皮質での処理はきめ細やかで正確ですが、処理に時間がかかります。私たちが自覚するよりも前に、情動は発動されているのです。「自分の気持ちなのに分からな

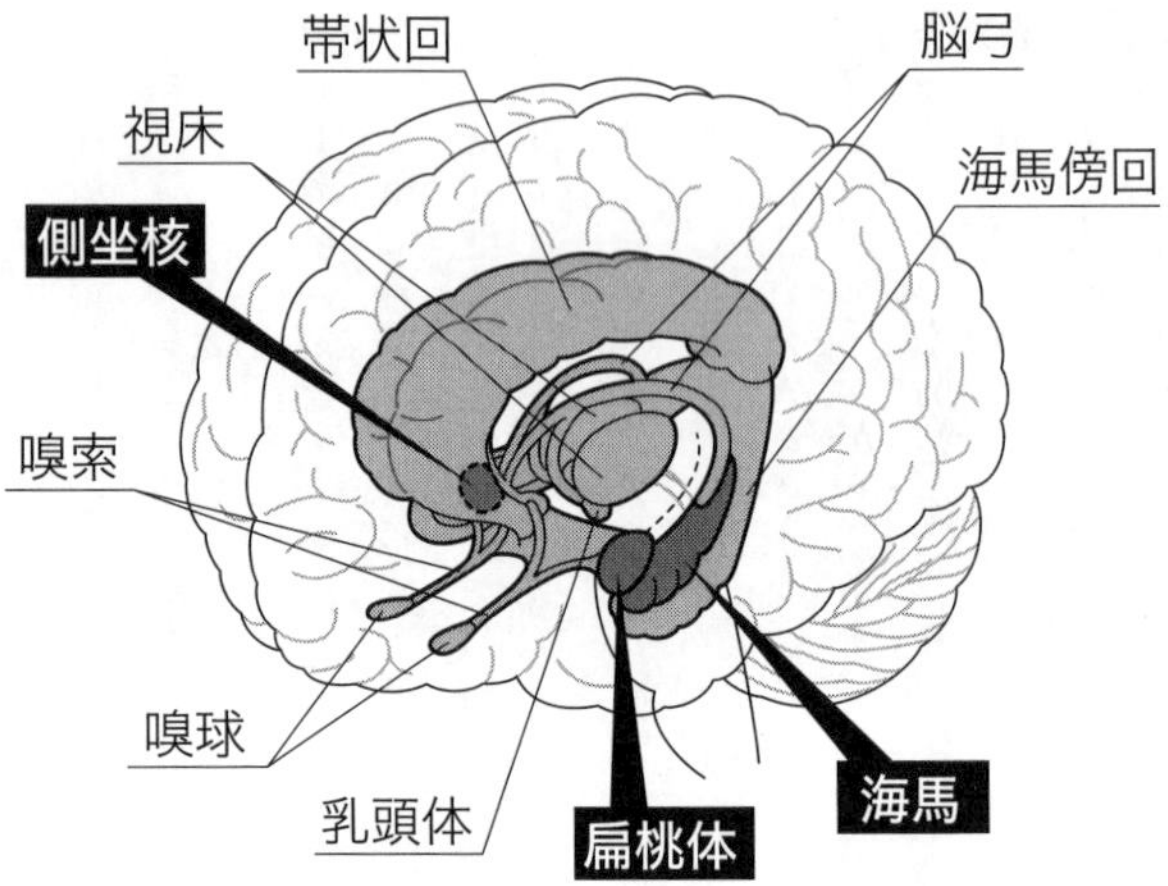

図2-2　大脳辺縁系と周辺組織

い」と悩むことがあるかもしれませんが、それも脳科学的には当然のことなのです。

さて、情動と記憶の深い関係を理解してもらうためには、もうひとつ脳の図を見てもらう必要があります。図2－2は大脳新皮質を透視した状態です。外側からは大脳新皮質しか見えませんが、こうして透視すると中にある大脳辺縁系がよく見えます。

大脳辺縁系に属する海馬については、第1章で紹介しました。ここでは、情動を生み出す扁桃体と側坐核について説明します。

扁桃という言葉で多くの人が思い浮かべるのは「扁桃腺」ではないでしょうか。風邪を引いて喉が痛くなって医者に診てもらったら「扁桃腺が腫れていますね」などと言われる、あれです。健康なときは、口を大きく開けると、喉の奥の上から小さくぶらさがっている口蓋垂《こうがいすい》（いわゆる「のどちんこ」です）と奥につながる喉の穴が見えます。扁桃腺が腫れると、腫れた扁桃腺が穴をふさぐように見えてきます。

この扁桃腺と、脳の情動を司る扁桃体がどういう関係にあるかというと、はっきり言って無関係です。扁桃というのはアーモンドの和名で、扁桃腺も扁桃体もアーモンドに形が似ていることから、機能も場所も全然違うのに、同じ名前になりました。ややこしいですね。扁桃体はアーモンドのような細長くて小さな脳の部位だということだけ覚えておいてください。

扁桃体が担当しているのは、主に恐怖や不安などの不快な情動です。負の情動は、動物の命を守るために非常に重要な役割を果たします。もし、恐怖を感じなければ、危険から逃げることができず、死んでしまうからです。実際に、扁桃体を損傷させたサルの実験では、通常なら近づかないヘビに対して躊躇なく近づき、平気で手で摑むことが知られています。サルにとってヘビは危険な生物ですから、もし自然界でこのような行為をするサルがいたら、生き残ることが難しくなるでしょう。

主に不快な情動を司る扁桃体に対して、快の情動を司るのが側坐核です。脳部位の名前では、核というのは、神経細胞の細胞体が集まっている場所を指しています。

側坐核はドーパミンという神経伝達物質の入力を受ける部位で、ドーパミンが関連している快の情動に関係が深いことが分かっています。その代表的なものが、報酬を期待する情動です。少しじれったいような、わくわくして興奮して、モチベーションが湧いてくる気持ちです。また、喜びや満足や性欲のような快感や、意欲にも関係しています。

大脳辺縁系は、進化の過程において大脳新皮質より原始的な脳の部位です。記憶を司る海馬とともに、情動を司る扁桃体や側坐核がここにあるということは、人間が人間らしくなる前から、情動が活躍していたことが分かります。

図2－2をもう一度見てもらうと、扁桃体や側坐核と海馬の距離が近いことが分かります。情動と記憶は隣の部署なのです。よって情動と記憶のやりとりは頻繁です。扁桃体や側坐核の活動は海馬に大きく影響します。これが、情動が記憶を制御する仕組みなのです。

名前だけ思い出せないのはなぜか

私たちの脳が、食うか食われるかの厳しい環境で「生き残って子孫を残す」という目的のために発達してきたことが、理解してもらえたと思います。より複雑な構造を持った動物が、情動という仕組みを発達させてきたように、記憶も動物が生存と繁栄のために発展させてきた能力です。

脳を持たない単細胞生物も、記憶のような能力を発揮することができます。私たちの身体の中にも、たとえば侵入者の形を覚えて抗体を作る免疫細胞など、個別に記憶のような働きをすることができる細胞が存在します。

しかし、脳は大量の細胞が複雑に関係しあった巨大な記憶システムを作っています。脳は、身体全体から考えるとアンバランスなほど大量に酸素を消費しているということを第1章で説明しましたが、エネルギーの消費も同様です。摂取カロリー全体の20％を脳が消費すると言われています。大変な大飯食らいなのです。生物というのは、隙あらば「コスト」を削減しようとするものです。たとえば、筋肉は使わなければあっという間に分解されてしまいます。それなのに、脳という巨大な記憶システムを維持してきたことは、記憶が生存のために必要だったことを意味します。

脳のことを考えるときには、私たちの現代社会に当てはめてはいけません。脳が発展して今の形になる原動力になったのは、太古の地球の環境です。私たちの祖先がまだ狩猟・採集で食物を得て、肉食獣や他の人類に襲われる危険に満ちた世界で、脳は生き残り、子孫を繁栄させることを優先事項として、必死で頑張ってきたのです。

そんな世界では、自分を襲いに来る生き物の、唸り声やにおいやシルエットを記憶することと、その生き物の名前を記憶することでは、どちらの優先順位が高いかは明らかです。

名前や、数学の公式、歴史の年号など、現代社会で知識と呼ばれているようなものの記憶のことを「意味記憶」と呼びます。長期記憶の一種で、恐らく太古の人類には必要がなかった種類の記憶でしょう。

意味記憶と対を成すのが「エピソード記憶」です。経験や体験に基づいた記憶で、時間や場所や感情などを伴う記憶です。

意味記憶は簡単に説明でき、恐らく誰が説明しても同じような答えになるはずです。しかし、エピソード記憶は人によって違います。説明しようとすると、もやもやと映画の一場面のようにそのときの情景が浮かびます。

仕事で初めて挨拶をした相手の名前が、山田さんだったとします。山田さんとか田中さんとか一般的な名字に対して強い情動はなかなか湧きません。人生で100人の山田さんと名刺交換できるかどうかチャレンジしているとか、好きな芸能人と同じ名字だったとか、何かしら特殊な事情がないと難しいでしょう。

その人と話したことや、どんな顔だったかということや、感じがよかったなという印象は思い出せても、名前だけが思い出せないのは、名前が意味記憶で、意味記憶が生存に必須ではない記憶だから、情動が動かず、脳にとって思い出しにくいのです。

いまだに生存競争の激しい自然の中にいるつもりの脳が、勝手に優先度を下げているのです。

けれども、現代社会を生きる私たちにとって、意味記憶の方が重要な場面が多々あります。大学入試や、昇進試験、重要な仕事のプレゼンなど、意味記憶を記憶する力が強いほうが、生存に有利な道を歩めそうです。

現代社会で生き抜くためには、意味記憶を覚えるのが苦手な脳の性質をよく知って、うまく協働する必要があるのです。

PTSDのメカニズムと治療の可能性

記憶に残るか残らないかは、情動の動きに関係しています。情動が動くポイントは人によって異なります。旅行で同じ体験をしたはずなのに、同行者に聞くと覚えていることが全然違ったりするのも、そのせいです。

好奇心を持っていろいろなことに心を動かすことは、記憶力を強化する有効な手段です。

しかし、強すぎる情動は、記憶を必要以上に強化してしまいます。

恐怖などの強い情動のせいで、記憶が強化されて、日常生活に支障をきたしてしまう病気がPTSD（心的外傷後ストレス障害）です。PTSDは大規模災害や事故、恐怖体験や虐待など、ショッキングな出来事を経験した人に見られる疾患です。

私たちが何か記憶を思い出すとき、単にデータとして読みだすのではなく、そのときに湧いた情動も同時によみがえります。良い思い出ならいいのですが、つらい記憶の場合、思い出すだけで、嫌な情動に支配されてしまいます。

しかも、強く残っているために、ちょっとしたきっかけでも記憶がよみがえります。つらい記憶を意図せず何度も思い出すのです。情動は身体反応を起こします。頭痛やめまいや吐き気、手足のしびれ、動悸が激しくなる、冷や汗が出るなどです。

また、意図せず突然思い出してしまうため、何を避けたらいいのか分からなくなり、日常生活に支障が出ます。そのつらさから、睡眠障害やうつ、怒りが湧いてきたり、神経過敏、自己破滅的な行動につながったりすることもあります。

記憶を思い出すと同時に情動も生じるのは、誰でも起こる正常な反応です。通常は、実際の経験よりも弱い情動が起こるものです。そして時間とともに、その反応も弱まっていきます。ＰＴＳＤでは弱まることなく何度もよみがえり、しかも、そのたびに記憶は強化されてしまうのです。

記憶の引き出し方については第4章で説明しますが、記憶というのは複数の関連する情報に紐づけられています。数学の公式のようにその記憶を引っ張り出すための強い紐が少なくてなかなか思い出せないものもあれば、エピソードのように強い紐がいろいろあって引っ張り出しやすい記憶もあります。

ＰＴＳＤにおいては、本来ならそこまで強く紐づけされないものまで、強く紐づいてしまうことが問題になります。

たとえば暗い夜道で襲われて命に危険が及ぶような体験をして、強い情動が起こって記憶が強化された結果、その夜道とは関係ない安全な場所でも、夜というだけで、トラウマの記憶が引き出されてしまうことがあります。足音、人影、そのときに着ていた服なども同様です。全く違うシチュエーションで安全な状況にいても、ささいなことが記憶を思い出すきっかけになってしまいます。

その結果、ＰＴＳＤ患者は、自分では制御できない脳の反応に苦しめられます。なかには恐怖体験そのものは忘れているのに、無意識でＰＴＳＤの反応が出て心理的な疾患につながっているケースもあります。

ＰＴＳＤの治療は、この間違った紐づけを解消することです。その方法のひとつとして古くから実施されていることは、安全な場所で知識と経験のあるカウンセラーのもと、トラウマとなった記憶を思い出すという方法があります。その記憶を思い出しても何も起こらないという新たな記憶を脳に届けることで、紐づけを更新させるのです。ただし、患者は思い出すときに強い苦痛を感じます。患者は治療のためにつらい記憶に向き合わなくてはならないため、もっと苦痛の少ない方法が模索されています。

10年ほど前からＥＭＤＲ（Eye Movement Desensitization and Reprocessing）というトラウマの新しい治療法が臨床の現場に取り入れられてきました。ＥＭＤＲの日本語の正式名称は「眼球運動による脱感作および再処理法」です。とても簡単にいうと、目をきょろきょろ動かすことによって、忘れられない嫌な記憶に慣れ、結びつきを弱くする方法です。リラックスした状態で患者につらい記憶を思い出してもらい、ランプや指の動きを目で追うなどして眼球を左右に動かしてもらいます。

従来の方法と同じく、つらい経験を思い出してもらう必要はありますが、従来の方法ではその記憶に真正面から向かわなくてはいけないのに対して、ＥＭＤＲでは向き合ったり解釈したりする必要はありません。なぜこの方法で治療ができるのかについては、完全なメカニズムは分かっていませんが、ひとつはこのように考えられます。ＰＴＳＤのフラッシュバックが起きたとき、患者は過去のそのつらい経験をした瞬間に強く意識が惹かれてしまいますが、目で動くものを追っていることで現在に注意を向け続けることができます。過去の記憶と現在の状況の間違った結びつきが解除されるのではないでしょうか。

また、眼球を左右に動かす動作は、眠っているときにも起こります。第3章で詳しく説明しますが、レム睡眠と呼ばれる段階のときに、閉じたまぶたの下で眼球がきょろきょろと動くのです。このとき、脳は夢を見ています。ＥＭＤＲで行う動作は、この夢を見ているときとよく似ています。つらい思い出が、今現実に起こっているのではなく、夢の中の体験だと脳に勘違いさせる効果もあるのでしょう。

心理学の領域だった病気も脳科学の進展によって、両方からのアプローチが可能になってきました。ＥＭＤＲについて簡単に説明しましたが、本当に治療をする場合は、必ず専門家のもとで行ってください。

ポジティブな情動が記憶の増大につながる

ＰＴＳＤの例は恐怖というネガティブな情動が、記憶を増強してしまった例ですが、ポジティブな情動も記憶を強めます。「楽しい」「もっとしたい」と感じると、ドーパミンという神経伝達物質が脳内に放出されますが、ドーパミンは記憶の増強にも関わっていることが知られています。ドーパミンは新しいものを見つけたときにも出ますので、勉強も、だらだらとルーティーンでやるのではなく、やり方を工夫したり、面白いと思える方法を考えたりしてみるのもいいかもしれません。

強い情動が記憶を強化するという点では、ネガティブな情動もポジティブな情動も同じですが、記憶のされ方が違うようです。たとえば強い恐怖の感情は、記憶を断片化してしまいます。生命の危機を感じるネガティブな情動が湧きおこるような状況では、素早く目の前のことに対処する必要があります。隅々まで詳細に記憶するよりは、生存にとって意味のある情報を、優先的に覚えるのでしょう。

このことから、ホラー映画を見て恐怖の情動を動かしながら英単語を覚えても、試験の成績は上がらないことが予想されます。助けを求める英語のフレーズは覚えられるかもしれませんが、そのほかのことは断片的な記憶となってしまいます。試験勉強の工夫としては、実用的ではないでしょう。

やはり、ポジティブな情動の方が記憶力向上には役立つようです。私の友人は、家であまり勉強をしなくてもテストで1番を取れていたそうです。その友人いわく、学校の授業が面白くて、授業を聞いているだけで重要事項を覚えられたのだとか。とても効率がいいですよね。ただし、大学に入って面白くない授業に当たってしまったら、この方法は使えなくなったそうです。そういう意味では、大学で講義をする立場の私も、学生さんにわくわくしてもらえる授業をしなくてはいけません。いろいろ工夫しながら頑張っています。

記憶の形成には、注意や関心を向けることも重要です。無意識でいつもの動作をしているときは、記憶に残っていないものです。いつものように家を出てきた場合、ふと、鍵を閉めたかどうか不安になって頭の中を探っても、覚えていないことが多いと思います。鍵を閉めるという動作に、注意を向けていないからです。

心を動かさずに生活をしていると、記憶は作られにくくなります。

年を取ると、月日が経つのが早く感じるのは、関心を向けるものが少なくなって記憶がしっかりと作られていないからかもしれません。子どものときは、学校から家に帰るまでの間の徒歩10分ほどの距離でも、たくさんの発見があって心をたくさん動かしていたはずです。大人になった今でも、好奇心とポジティブな気持ちがあれば、もっと心を動かす日々を送れるはずです。記憶を増やし、マインドセットを豊かにしていくためにも、ぜひ、心が動く日々を送ってみてください。

◎第2章から学ぶ　記憶力向上のポイント
好奇心を持ち、心を動かしながら日々を過ごす。

コラム

情動をコントロールする方法

私たちの判断や行動の多くの部分は情動に支配されています。多くの人は、自分は理性的に行動していると考えていると思います。しかし、私たちは全員、情動という海に浮かんだ船なのです。情動が高波をたてて荒れ狂えば、仕事をするどころではありません。船にしがみついているだけで精一杯でしょう。潮の流れが変わって知らないうちに流されて、「なぜ、こんなところに来てしまったんだろう?」と思うこともしばしばです。

かといって、情動を無理やり抑えつけて、情動に反した行動を取り続ければ、今度は健康に悪影響が及びます。情動と身体や脳の健康は密接につながっているからです。

私たちはそれぞれみんな、自分の悩みを解決したり、目的を達成したりしたいと考えて行動していますが、この情動という海の性質をよく知り、波や潮の流れを観察して、適切に対処できるようになれば、目的地にもっと早く到着できるかもしれません。

このコラムでは、情動をコントロールする方法について、脳科学的に検証してみたいと思います。

①身体の状態で情動をコントロールする

「泣くから悲しいのか、悲しいから泣くのか」、これは現代でもまだ結論が出ていない議論です。何を言っているんだ、悲しいから泣くに決まっているだろう……と思った人は、ちょっと試しに、唇の端を持ち上げて笑った顔を作ってみてください。何となく楽しい気分になってきませんか？ このように笑った顔を作ったまま、悲しいことを考えるのは難しいはずです。

また、「吊り橋効果」という言葉を聞いたことがあるでしょうか。吊り橋の真ん中に立つと足元が不安定で、ドキドキ、ハラハラします。その状況で、異性に手紙を渡されると、その異性に恋をしていると勘違いします。身体がドキドキしているのは、目の前の異性に恋しているからだと脳が勘違いして好きだという感情が湧くのです。これはまさに、恋するからドキドキするのではなく、ドキドキするから恋をするという例です。

身体の状態が情動を生み出すという考えを「情動の末梢起源説」といいます。末梢というのは、枝の先、末端のことです。神経には、大きく分けて、末梢神経と中枢神経があります。医学分野では、脳と脊髄を中枢神経系（図2－3）、それ以外を末梢神経系と呼びます。

中枢神経は大切なので、骨で守られています。脳は頭蓋骨、脊髄は背骨です。背骨は私たちの身体を支えるだけでなく、重要な神経を守る役割をしているのです。背骨は医学的

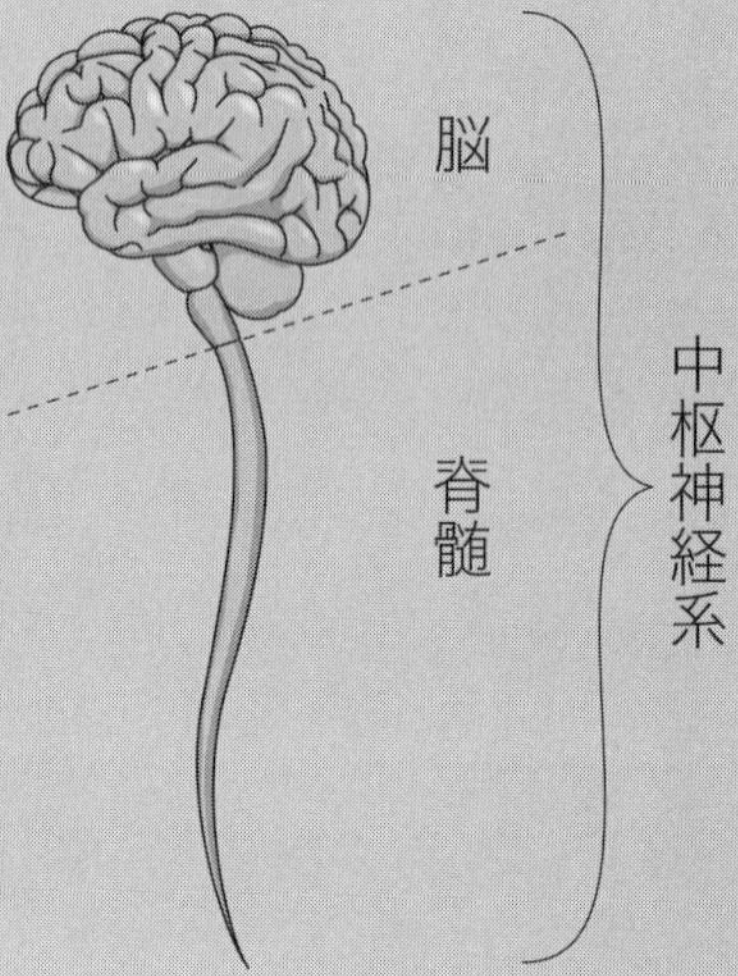

図2-3　中枢神経系（脳＋脊髄）

には「脊椎」と呼びますが、事故やスポーツの怪我などで「脊椎損傷」をすると、損傷した場所によっては中枢神経が傷ついてしまい、身体の一部が動かせず、感覚がなくなる麻痺が起こることがあります。

　中枢神経には身体の各部位からの情報が集まってきます。また、逆に、身体の各部位への指令も発せられます。末梢神経は目や耳や皮膚などの感覚器や、手足などの身体の部位、臓器など、さまざまなところに張り巡らされていますが、身体の中にあるのは主に神経細胞の本体ではなく神経線維です。電線のようなものです。本体である細胞体の多くは、脊髄や脳の中にあり、中枢神経と連絡しています。

　脳と脊髄以外は「末梢」ですので、顔や心臓も末梢です。顔の表情や心臓の鼓動の変化が起こると、末梢神経が中枢神経に情報を伝えます。その情報をもとに情動が湧いてくると考えるのが、末梢起源説です。

それとは反対の考え方が、「情動の中枢起源説」です。こちらを支持する人たちの根拠は、末梢からの刺激がなくても、脳で思い浮かべただけで情動が湧くことです。目をつむって寝転がっていても、悲しかった出来事を思い出すと、悲しくなります。中枢起源説も正しそうです。

本当はどちらが正しいのでしょうか。状況次第で、どちらも関わっているのではないかというのが私の考えです。

そうなると、私たちがコントロールしやすいのは、末梢起源説に基づく方法でしょう。気持ちを気持ちでコントロールするのは、胆力がいりますが、身体の動きを変えるだけなら、情動の邪魔が入ることなく実行できそうです。

たとえば、深刻な悩みを抱えて重苦しい気分に支配されているときは、鏡の前で自分の考え得る限りの変顔を決めてみてはどうでしょうか。そんな気になれないと思いますが、とりあえずやってみて、悩みの続きを考えてみてください。

やる気が出ないときに、まず行動を起こすことも有効です。やる気が出ないから行動を起こせないと言い訳する脳に、行動しないからやる気が出ないのだと反論してみるのです。

② 情動の性質を知ってコントロールする

情動をコントロールするためには、情動の性質を知ることが重要です。

この章で説明したことに加えて、さらに知っておいてほしいのは、脳の要求と私たちの望みは必ずしも合致しないということです。私たちは、情動が湧くと、それが自分の心に従った正しい欲求だと思いがちです。しかし、情動を作っている脳は、残念ながら、ずいぶん「時代遅れ」です。脳の要求は、食料の少ない厳しい自然を生き延びるためのものです。いつでも気軽にカロリーの高い甘いおやつを食べることができて、肉食獣に突然食われることもなく、起きている時間の大半を座って作業している現代人の要求とは、まったく異なります。

健康のためにダイエットをしているのに、甘い食べ物を見てどうしても食べたいという衝動が湧いたとき、「ああ、脳はそう思うかもね」と考えてみてください。食べないと次はいつありつけるか分からないぞ、と、脅してくる脳を、「現代の社会ではそんなことないから大丈夫」と落ち着かせるのです。

自分の内に湧く情動を観察し、この情動は、脳が何のために生み出したのだろうと想像する。そんなステップを踏むと、情動をコントロールしやすくなるでしょう。

たとえば、怒りの情動は、あなたを敵やライバルと戦わせ、あなたの地位を守るために

神経伝達物質	情動
ドーパミン	幸福感、やる気、爽快感
ノルアドレナリン	ストレス、興奮、怒り
セロトニン	安定感、落ち着き
オピオイド	多幸感
GABA	不安の鎮静
オキシトシン	恋愛感情、親しみ

図2-4　情動に関わる神経伝達物質の一覧表

生み出されています。脳が知っている生存競争の激しい世界では、ライバルに戦いで負けることは、子孫を残せず、群れにも交じることができず、孤独な死にもつながるからです。しかし、現代社会で怒りの情動のままに行動することは、多くの場合、あなたの生存を有利にしません。ビジネス面で信用を失ったり、大切な家族や友人に嫌われたりするかもしれません。もちろん、本当に身の危険を感じたときや、怒るべきときは、情動の力を借りて行動を起こすことが必要ですが、日常生活において、頻繁にはないと思います。

自分の内に湧く情動を感じることは難しいですが、図2－4に示したような、情動と神経伝達物質の関係を知っていると、冷静に観察しやすくなるでしょう。

ただし、情動をコントロールできることが常に良いことだとは限りません。情動はあなたを生き延びさせるための警告です。健康を損なうほど大きなストレスが降りかかってきているときに、情動のシグナルを無視し続けたら、いずれは疲弊し、情動のシステムも壊れてしまいます。一度壊れたシステムを元通りにするのは大変です。それこそ、年単位の取り組みが必要になります。

情動が、あなたの生存にとって必要なシグナルを出していることは決して忘れないでください。たとえ、太古の昔にできたシステムだとしても、生存に関係することに関しては、脳の警告は聞く価値があるものです。なぜなら、私たちの身体もその太古のシステムで成り立っているからです。

自分の情動を観察し、味方につけて、人生の舵をうまく操っていきましょう。

第3章　睡眠不足が記憶の整理を妨げる

ストーリー　トロッコの行き先

気がつくと彼は、トロッコのようなものに乗って、どこかへ運ばれていた。あたりはうす暗く、トロッコは猛烈な速さで進んでいくので、景色がまるで見えなかった。やがて、視界の先に行き止まりが見えた。トロッコのレールが終わっている。壁もある。これ以上は進めない。激突してしまう。

これは夢だと彼は頭のどこかで分かっていた。しかし、夢だと分かっていても激突はしたくなかった。どこかに目的地があって、そこへたどり着かなくてはならないのに、こんなところで行き止まりにつかまって進めなくなるのも困ると思った。

目の前に壁が迫ってきて、彼は目をつむって身を固くした。弾力のある壁がトロッコを受け止めて、トロッコは停止した。と、同時に、カチリと音がして大掛かりな装置が動く音がした。

「早く。舟に乗り換えて。向こう岸にわたるよ」

どこから聞こえるのか分からない親切な声に、彼は立ち上がり、トロッコを飛び出す。行き止まりだと思っていた壁の一部が開いていて、そこからたくさんの舟が向こう岸に向かって流れだしていた。あれに乗らなくては、と彼は思った。どれだけつじつまのあわない奇妙な夢の世界でも、自分がやるべきことだけは分かっている。

ふと、そのときどこからか、声が聞こえてきた。

「夢は、全部自分の記憶から作られています」

(へえ、そうなんだ)

彼は感心した。だとしたら、この変な世界は、自分のどんな記憶から作られたものなのだろうか。だが、「夢が記憶から作られている」ことを夢で初めて知って感心しているのは、何だかおかしい。記憶から作られるのなら、自分の知らない知識は夢に出てこないんじゃないだろうか。

そこまで考えたところで、目が覚めた。顔を上げると、そこは大学の講義室だった。

「どんな夢を見ていましたか?」

教授が彼を見て、微笑んでいる。教室中の視線が彼に集まる。

「すみません、寝てしまって」

「いいからいいから。他のことをしゃべると夢を忘れてしまいますよ。貴重なサンプルです。ぜひ、教えてください」

彼は仕方なく、トロッコに乗って移動した夢の内容を話した。自分の夢を話すのは、何だかとても恥ずかしい。彼の話を聞き終わった教授は、満足そうにうなずいた。

「素晴らしい。あなたは夢でさっそく今日の講義を整理していたんですね」

「えっ？」

きょとんとしている彼を見かねて、隣に座っているクラスメイトが、黒板を指さした。そこには突起を伸ばした巨大な神経細胞の絵が描いてあった。

「トロッコに乗せられて猛スピードで運ばれていたのは、たぶんこの軸索部分ですね。ここの情報伝達は電気的に行われるから速いんです」

教授のチョークがアメーバから伸びた長い突起の壁をなぞっていく。

「そうして、最後に行き止まる。神経細胞と神経細胞の間には隙間があるから、電気的に情報を運ぶことはできません。だからトロッコは行き止まりになったんですね。ここでどうなったんでしたっけ？」

「スイッチが入って、門が開いて、舟がたくさん出ていって……」

いつまで夢の話をさせられるのだろうか。恥ずかしさに赤面しながら、もう授業中に居眠りはしないぞと彼は決意する。

「素晴らしい。この軸索の行き止まりで、情報はトロッコから舟に乗り換えるんですね。情報伝達物質という舟に乗って、向こう岸を目指す。そして無事、向こう岸、つまり別の神経細胞の受容体にたどり着いたら、またトロッコに乗って移動していく……」

「やば。先生の授業より、みっちーの夢の方が分かりやすいじゃん。天才？」

クラスメイトが彼をつついてささやいた。確かに彼も今の説明で神経細胞の情報伝達の仕組みがよく分かった。もう二度と忘れないだろう。でも不思議だった。この夢を作ったのは誰なのだろう。脳の持ち主は理解していないのに、どうして脳はこんな夢を見せることができるんだろう。

「せっかくだから、この設定を使って夢の仕組みを説明しましょう。えっと、お名前は」

まだ居眠りの話を引っ張られるのかと思いながら、彼はしぶしぶ名乗る。

「光家《みついえ》です」

「光家さんは、神経細胞に運ばれる情報です。あっちこっち連れまわされて、最終的に海馬に落ち着きました。海馬には光家さんと同じようにあちこちからやってきた情報たちがいっぱいいいます」

「宅配便業者の巨大な倉庫みたいな感じですか？」

「そうですね。昼間はたくさん荷物が運ばれてきて、大忙しです。でも今は夜で、脳の持ち主は睡眠中。新しい情報は入ってこない。ようやく整理や仕分けができる。そんな状態を想像してみてください」

教授に言われなくても、彼には想像できた。倉庫の仕分けの深夜アルバイトをしたことがあるからだ。夜通し、たくさんの人が働いていた。日頃、気楽にネットショッピングを楽しんでいたが、その便利さが深夜の労働に支えられているなんて、知らなかった。

「ちなみに、光家さんは普段は何時間くらい寝ていますか？」

問われて、彼は指折り数えてみた。大学が終わって、バイトをして、家に帰ってだらだらゲームをして、2時過ぎに寝落ちして、大学の授業が1時間目からあるときは7時には起きなくてはならない。

「5時間くらい……」

「だとしたら、十分に整理する時間が取れなくて、手を付けられていない未開封の荷物がたくさん積みあがっているかもしれませんね。埃をかぶっているかも」

「未開封の荷物はどうなるんですか？」

「長期記憶に移行できなくて、廃棄処分でしょうかね」

（うわっ、もったいない……）

睡眠時間を削って必死で暗記したテスト勉強の知識も、しっかり寝ないと定着せずに消えてしまうなんて……。今日からはゲームの時間を減らして、しっかりと寝ようと彼は固く決意した。

睡眠不足が思い出せない脳を作る

睡眠は脳に次のような恩恵をもたらします。

・脳の機能を回復させる。
・脳の老廃物を排出させる。
・記憶の整理・編集・定着が行われる。

以上の直接的な影響以外にも、十分な睡眠は免疫機能や自律神経を整えるため脳にダメージを与える生活習慣病の予防になり、間接的に脳を守ることにつながります。寝不足によってこれらの機能が損なわれると、思い出せない脳が作られやすくなってしまいます。

ラットを眠らせないという実験を行うと、2週間足らずですべて死んでしまいます。人間を死ぬまで眠らせないという実験は倫理上できませんが、睡眠不足が続くと確実に体調や脳の調子が悪くなることは、この本を読んでいる方も経験があるはずです。

人間が限界まで眠らないと、どうなってしまうのでしょうか。

1964年にアメリカの男子高校生ランディ・ガードナーが、自由研究のために、自分の身体を張った実験を行いました。なんと264・4時間（11日間と25分）という不眠のギネス記録を打ち立てました。

開始から2日経った時点で、ランディは簡単なテストに失敗するようになりました。幻覚や視力低下、被害妄想などが起き、最終日に近づくと極度の記憶障害も生じました。

実験終了後、ランディはたっぷりと睡眠を取り、健康上の問題もなく回復しました。しかし、これを読んでいるみなさんは、ギネス記録を破ろうなんて思ったりしないでください。この実験は危険なため、ギネスブックは新たな記録を載せることをやめました。頑張ってもギネスブックには載りません。

のちに大人になったランディは、ラジオ番組に出演し、実験が原因でその後の人生で不眠に見舞われたことを告白しています。睡眠不足の影響は、いつどのような形で出るのか、まだまだ分からないことだらけです。無理なチャレンジはしない方が賢明でしょう。

睡眠がどのくらい必要なのかは個人差があります。何時間眠れば大丈夫というようなことはなかなか言えません。

さらに、睡眠時間を正確に計測するには専用の機器が必要です。睡眠時間は、布団の中で横になって、朝起き上がるまでの時間ではないからです。眠りに落ちるまでにもある程度時間が必要ですし、途中で自分が気づかないくらい短時間目覚めて、また眠りに落ちたりもしています。最近では、スマートフォンのアプリで睡眠の深さを計測できるものも出てきました。布団の振動をもとに推測する方法です。もっと精度が高いのが、時計や指輪の形をしたウェアラブルデバイスをつけて寝る方法です。睡眠中の身体の動きや毛細血管の血流速度を測定し、体動に加えて心拍数や呼吸などから睡眠状態を計測します。

長時間布団に入っているのに疲れが取れない人は、もしかしたら途中で何度も目覚めているのかもしれません。「睡眠時無呼吸症候群」は睡眠中に何度も呼吸が止まる病気です。平均して1時間に5回以上、1回につき10秒以上息が止まる場合に診断されます。呼吸が止まったら大変ですので、脳はそのたびに目覚めます。またすぐ眠りに落ちるので、夜中に何度も目が覚めていることに本人が気づいていない場合も多いのです。それだけ目覚めれば当然寝不足となり、身体の調子も悪くなります。また睡眠の質が悪いと、あとでお話しするように記憶の機能にも支障が出ます。

専用の機器などで正しく睡眠時間を測定できたとしても、その時間が自分にとって足りているのか、足りていないのかは分かりません。

最後は自分の身体に聞くしかありません。目覚ましアラームを鳴らさずに自然に目覚め、昼間に眠気やだるさを感じず過ごせる時間を見つけてみましょう。その時間が見つかれば、あなたにとっての健康的な睡眠時間である可能性が高いでしょう。

眠る脳と眠らない脳

睡眠の深さは一晩の中でいくつかのステージを取りますが、夢を見るのは主にレム睡眠と呼ばれる眠りの浅い段階です。ノンレム睡眠のときにも人は夢を見ることがありますが、夢の種類や性質は、レム睡眠とノンレム睡眠では異なっているようです。

睡眠を科学的に描写すると、身体の動きが止まって、外からの刺激に対する反応が低下し、意識が失われている状態のことです。また、簡単に目覚めることも特徴です。

身体を動かすのも、外からの刺激を処理するのも脳の仕事なので、起きているときに比べたら、脳の処理量は少なくなります。外からの刺激を処理する大脳や、運動に関係する小脳などは、起きているときよりも活動が低下し、休息状態になります（ただし、活動が止まることはありません）。

ＰＥＴ（Positron Emission Tomography）やｆＭＲＩ（functional Magnetic Resonance Imaging）で睡眠中の脳の働きを調べた研究では、論理的な思考や計画などを司る前頭前野の活動が約25

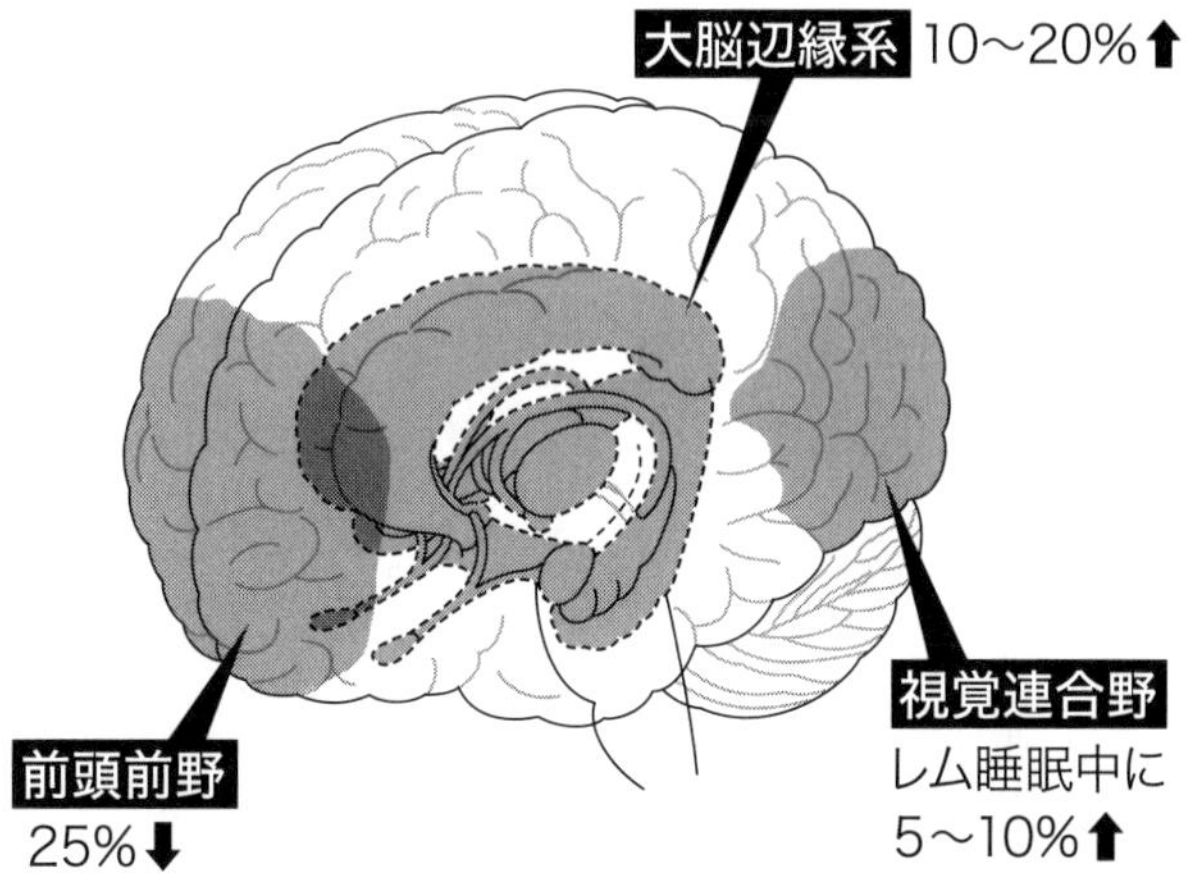

図3-1　睡眠中の脳の活動

%も低下することが分かりました。

一方、起きているときよりもむしろ、睡眠時に活動が上がる脳の部位がありました。大脳辺縁系です。これは、第2章で説明した情動を司る脳部位です。さらに、目をつむって寝ているはずなのに、視覚情報を処理する大脳新皮質の視覚連合野の活動は起床時と変わらず、レム睡眠中は起床時よりも活動が上がっていました（図3－1）。

これらの結果は、夢の謎を少し解き明かしてくれます。夢に、生き生きとした視覚イメージが伴うのは、視覚連合野が活動しているためでしょう（ただし、生まれつき目が見えない人の場合は、夢も視覚イメージは伴わず、代わりに聴覚や皮膚感覚やその他の感覚から得られた情報をもとに夢が構成されます）。情動が伴うのは大脳辺縁系の活動の影響です。また、支離滅裂で論理的におかしい内容が多いのは、思考を担う前頭前野が休んでいるためです。

夢は、新しく作られた短期記憶を選別し、長期記憶に固定する過程に生じると考えられています。古い記憶がランダムに想起され、新しい記憶と突き合わされ、無意識の情動フィルターを通して選別されていくのです。

記憶の選別をしながら、脳は最終的に、マインドセットの更新を図ります。今あるものより重要な記憶が入ってきたら置き換えて、最新で最善の判断基準を作るのです。その作業の最中に現れた記憶が、目覚めたときに意識に上って認識されたものが夢なのです。だとすれば、夢というのは、脳の仕事を覗き見る手がかりなのかもしれません。夢についてもっと知りたい人は、この章の終わりのコラムも参照してください。

睡眠中は邪魔が入らず仕事ができる

長期記憶を形成するために、睡眠はとても重要です。

ストーリーにあったように、睡眠中は外部からの情報がほとんど入ってこないため、脳が記憶を整理する絶好のチャンスです。整理といっても、ただ、空いている場所に収めるだけではありません。不必要なものを選別し、過去にしまった記憶を引っ張り出して照らし合わせ、どちらが重要なのかを判断して、重要だと思われる方を採用するという、かなり動的な記憶の再編集が行われているのです。

起きている間は、脳は大忙しです。次々と情報が入ってきて処理をしたり、外界の状況に合わせて身体を動かしたりなど、やることは山ほどあります。しかし、眠っている間、身体は停止していますし、外に注意を払う必要もありません。起きている時と比べて脳に入ってくる情報もわずかです。記憶の整理は起きている間にも行われていますが、眠っている状態になって初めて、脳は記憶の整理に集中できるのです。

脳の神経細胞はもともと、外からの入力がなくても勝手に活動します。校庭を好き勝手に走り回っている元気な子どもたちを思い浮かべてみてください。起きているときはこの活動は抑えられて制御されています。というのも、子どもたちの好きなようにさせていたら、一人の人間として統一された行動ができないからです。大切な信号が入ってきても、子どもたちの歓声にかき消されてしまいます。そのため、理性を司る大脳新皮質の前頭前野が、神経活動を抑制する信号を出して、好き勝手な活動ができないようにしています。体育教師が前に出てきて、「整列」と叫ぶようなものです。そうすると、子どもたちが整列し、校庭が静かになるため、外からの入力を受けた子どもたちだけが活動し、伝えたい信号がうまく伝わるのです。

しかし、眠っている間は前頭前野の活動が低下し、抑制が弱まります。そうすると、脳の中は体育教師がいない無法地帯になります。そうなると、神経細胞は外からの入力がなくても勝手に活動します。神経細胞が活動すると、脳の大脳新皮質に蓄えられていた古い記憶が呼び覚まされます。

ランダムに呼び覚まされた記憶は、海馬に一時的に蓄えられている新しい記憶と比較検討されます。この作業をワーキングメモリが担当します。これまでため込んだ情報と新しく取り入れた情報のどちらの方をキープしておくのが生存に有利なのか、ワーキングメモリを使って選択するのです。

第1章のコラムで紹介したように、ワーキングメモリは記憶整理の作業台です。ワーキングメモリの働きは、起きている間と眠っている間で基本的には、同じです。ワーキングメモリは、複数の情報を一時的に保持して、情報の関連性を見つける役に立っています。昼間はその働きによって、複雑な判断や行動を行うことができます。眠っている間のワーキングメモリの役割は、古い記憶と新しい記憶を比べて関連性を見つけたり、取捨選択をしたりすることです。

ランダムに過去の記憶が想起され、ワーキングメモリで選別作業を行う過程で夢が生じます。夢が支離滅裂だったり、どこかつじつまが合わなかったり、それでいてまったく自分と無関係ではないのは、もともとは自分の経験から作られた記憶がもとになっていて、それが制御されずに出てきているからです。

たとえ夢がでたらめでも、脳は、夢を見せるために、このような活動をしているわけではないので問題はありません。本来の目的は長期記憶の形成です。夢はいわば副産物です。

記憶を整理して短期記憶から長期記憶に移行して保存することを「メモリー・コンソリデーション」(memory consolidation)と呼びます。日本語にすると「記憶の固定化」です。睡眠はこのメモリー・コンソリデーションに重要な役割を担っています。脳のメンテナンスだけでなく、眠っているときの働き自体が、記憶形成に必須のプロセスなのです。

この説明から分かるように、大脳新皮質の保管庫は、一度しまったらずっと置きっぱなしのトランクルームではありません。常に出し入れして中身を見直し、更新されていく場所です。そして「記憶の固定化」という名前がついていますが、完全に固定されるわけではありません。新しい記憶と比べられ、呼び起こされるたびに強化され、生きている限り、変わっていくのです。

ワーキングメモリは一時的な作業台ですので、そこでの記憶は数分ほどしか持ちません。そのため、一晩で見る夢の大半は忘れてしまい、起きる直前に見た夢だけが意識に上ります。

夢を見ている最中に起こして、何を見ていたかを聞けば、そのときは忘れずに答えられますが、脳にとって不要なものなので、すぐに忘れてしまいます。夢を覚えておこうと意識してすぐにメモをとれば、覚えておくことができます。きちんと睡眠を取れているほとんどの人は、毎晩夢を見ています。しかも一晩に何種類もの夢を見ているはずですが、そのほとんどを覚えていないのは、夢を生み出しているのがワーキングメモリの働きだからです。

きめ細やかな取捨選択

記憶を比較して取捨選択するといっても、思い出の全てを比べるわけではありません。A君とのデートの記憶とB君とのデートの記憶を比べて、B君の方が楽しかったからA君との記憶は消去！　などという雑なことをしていては、日常生活に支障が出てしまいます。

脳の中に蓄えられている記憶は、要素ごとに細かく断片化されて保管されています。思い出すときは、それぞれの情報を海馬のインデックスを使って呼び出して、ひとつの記憶を想起させます。オーケストラを思い浮かべるといいかもしれません。バイオリン、コントラバス、オーボエ、フルートなど、それぞれは普通に演奏すると1種類の音色しか出せませんが、複数の奏者が一斉に演奏することで、複雑で美しい音楽が生まれます。

そんなたとえをしておいて、ちょっと残酷な話になりますが、記憶の取捨選択というのは、奏者同士を比較することです。「新しいバイオリン奏者が来たな。今いるやつより上手いから、新しく採用、今までいたやつは控えに回そう」なんて具合に交代劇が起こるようなものです。

一度記憶として定着しても、ずっと安泰というわけではないのです。

とはいえ、クビになって完全にお払い箱というわけではありません。脳の細胞のメンバーは有限です。「この曲のバイオリン奏者は足りているけれど、あっちの曲のコントラバスは足りていないから、あっちで演奏してよ」と、使われなくなった神経細胞は、他の記憶のネットワークの一員として雇用されます。

神経細胞たちはずいぶん柔軟ですね。それは同時に、記憶というものが、柔軟で変わりやすいものであることを示しています。記憶の変わりやすさについては、第5章でも説明します。

脳は睡眠中に復習をする

1960年代に日本で「睡眠学習器」という商品が流行したことがありました。若い人はまったく知らないと思いますし、私も噂でしか聞いたことがありません。

この睡眠学習器は枕形の装置で、録音機がついた商品です。覚えたいことを自分の声で録音し、寝ている間に再生すれば、睡眠学習ができるという触れ込みでした。本当に寝ているだけで勉強ができるのなら、勉強時間は倍に増えます。テスト前でも徹夜で頑張らなくても、眠って覚えることができます。

このような方法で睡眠中に記憶が定着するかどうかは不明です。覚えたいことを吹き込むためには、自分で内容をまとめて、自分で声に出して読む必要があるので、普通に勉強するよりは記憶に残りやすかっただけかもしれません。

しかし、睡眠学習が全く荒唐無稽かと言うと、そうでもありません。脳は、起きている間に学んだことを、寝ている間に練習して記憶を定着させていることが分かってきているからです。

2002年に米国のカリフォルニア大学バークレー校の研究グループが、楽器や運動などの技能の習得や向上には、目が覚める2時間前の最後の比較的浅い眠りが重要だという研究結果を発表しました。新しい技能をマスターするには、よく寝ることが重要だったのです。

当たり前ですが、寝ているときに練習することはできません。寝返りは打つかもしれませんが、身体は横たわったままです。脳だけが「復習」をして記憶を作り、その結果、技能が上達するのです。

起きている間の出来事を復習している脳の様子は、細胞レベルでも突き止められています。２００１年にレム睡眠中のラットの神経活動を詳細に調べた研究が発表されました。

その研究では、ラットの脳に小さな電極を埋め込み、起きて活動しているときや眠っているときの神経活動を測定しています。まず円形の迷路の特定の部分にエサを置いて、ラットが走ってエサを探すように訓練し、そのときの神経活動を記録します。その後、ラットが眠っているときにも神経活動を記録すると、レム睡眠中に起きて行動しているときと同じパターンの神経活動を測定することができました。さらに、次に同じ迷路に挑戦するときは、睡眠中に起きているときと同じパターンの活動が測定できたときの方が、エサを早く探しあてることができたのです。

睡眠学習器の効果があったという話は聞きませんが、眠っているときに再生する音の工夫次第では、学習効果を発揮できたかもしれません。

２００９年に米科学誌『サイエンス』に載った研究が、睡眠学習の可能性を示唆する論文として話題になりました。12人の若者に協力してもらったこんな実験です。

まず、コンピュータのモニター画面に絵を表示させ、その絵の内容と位置を覚えてもらいます。そのとき、ただ絵だけを見せるのではなく、絵が表示されている間に絵と関連する音を聞いてもらいました。たとえば猫の絵なら猫の鳴き声、ヘリコプターならヘリコプターのプロペラの音です。50個の絵を学習してもらった後に、1時間の昼寝をしてもらい、ぐっすり眠っているときに学習時に使った音を聞いてもらいました。ただし、聞いてもらったのはすべての絵の音ではなく、50個中25個の絵についてのみです。起床後、テストをしてみると、睡眠中に音を聞いた25個の方が、聞かなかった25個より、位置の記憶の正答率がよかったのです。

興味深いことに、実験の参加者は睡眠中に音を聞かされたことに気づいていませんでした。自分の知らない間に、脳が外からの情報を取り入れ、学習を強めていたのです。この研究によって、方法によっては、起きているときに覚えた情報を睡眠中に強化することができることが示されました。

これから研究が進んでいくと、もしかしたら新しい睡眠学習器が登場するかもしれません。

睡眠の深さと記憶の種類

図3－2は、一晩の眠りの中で移り変わる睡眠の深さを表しています。眠りにつくと一番深い段階まで落ちて、そのあとは浅い睡眠段階と深い睡眠段階を繰り返しながら、朝の目覚めに向かいます。

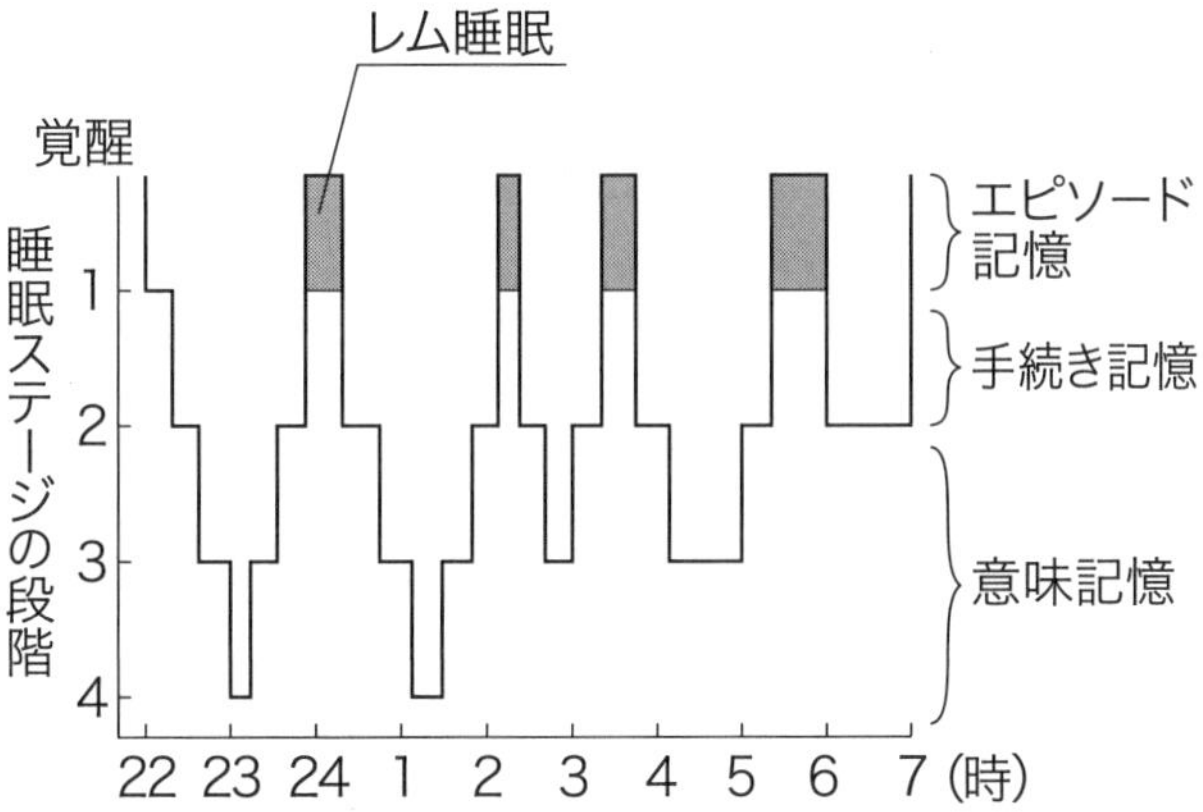

図3-2　睡眠周期と記憶の関係

この睡眠の深さによって、処理される記憶の種類が違うことが次のように分かっています。

浅い睡眠・レム睡眠……エピソード記憶
ステージ2……手続き記憶
ステージ3・4（デルタ睡眠）……意味記憶

睡眠時間が短いと、この周期を繰り返すことができません。レム睡眠がほとんどない睡眠になることもあります。短時間睡眠でも健康を維持できる人をショートスリーパーと呼びますが、彼らの短い睡眠時間の内訳はレム睡眠が少なく、深いノンレム睡眠が多いことが分かっています。たとえ、健康上の自覚的な問題がなくても、エピソード記憶の形成にどのような影響が及ぼされているのかが気になるところです。ちなみに、ショートスリーパーは遺伝子によって決まると考えられており、本当のショートスリーパーは人口当たり1％未満ほどしかいないと言われています。

また、睡眠薬の服用によって睡眠時間を確保することは健康上の大きなメリットがある一方で、睡眠薬では自然な睡眠周期は現れないため、記憶の形成の面ではデメリットも生じます。睡眠薬では、深い眠りばかり多くなったり、逆に浅い眠りばかり多くなったりします。薬の種類によっては、飲んでから起きるまでの行動を覚えていない「健忘」という症状が出ることもあります。ただし、眠れないことが続くほうが身体や脳に悪影響を及ぼしますので、必要な場合は過度に恐れず医師の処方のもとで、上手に付き合っていくことが重要です。

睡眠中の脳の働きについては、まだまだ分かっていないこともありますが、記憶と深い関わりがあるということは確実に言えます。

睡眠学習の方法をいろいろ試してみるよりは、起きている間にしっかり勉強して、落ち着いた環境でぐっすり眠る方が、学習の定着の近道かもしれませんね。

睡眠中にネットワークの破壊と開通が起こる

睡眠中は起きている間の復習の時間というだけでなく、掃除とメンテナンスの時間でもあります。

眠っている間にランダムに神経細胞の活動が起きて、記憶が想起され、必要な記憶が選び取られるという話をしましたが、逆に、不必要な記憶は消去されると考えられています。といっても、神経細胞自体が死ぬのではありません。神経細胞の長く伸びた突起にたくさんくっついている小さな刺「スパイン」が刈り取られるのです。

第1章で神経細胞の形を見てもらいましたが、もう少し詳細にイラスト化すると、図3−3のようになります。情報の流れは、基本的には一方通行で、情報が他から入力される側の手足を樹状突起、他の細胞へ出力する側の手足を軸索と呼ぶことは、第1章で説明しました。この名前は意味記憶なのですぐ忘れてしまうと思いますが、どこかまがまがしくもユーモラスな神経細胞のイメージは、ぜひとも記憶してください。

軸索の中にはミエリンという名の絶縁体が巻かれているものがあります。樹状突起と違って、長い距離を伝達することが多い軸索は、ときどき隙間を空けて絶縁体を巻いておくことで、効率よく、無駄なく、情報を伝えることができます。「跳躍伝導」という方法で、情報（電流）が、隙間から隙間へジャンプしてショートカットできるからです。

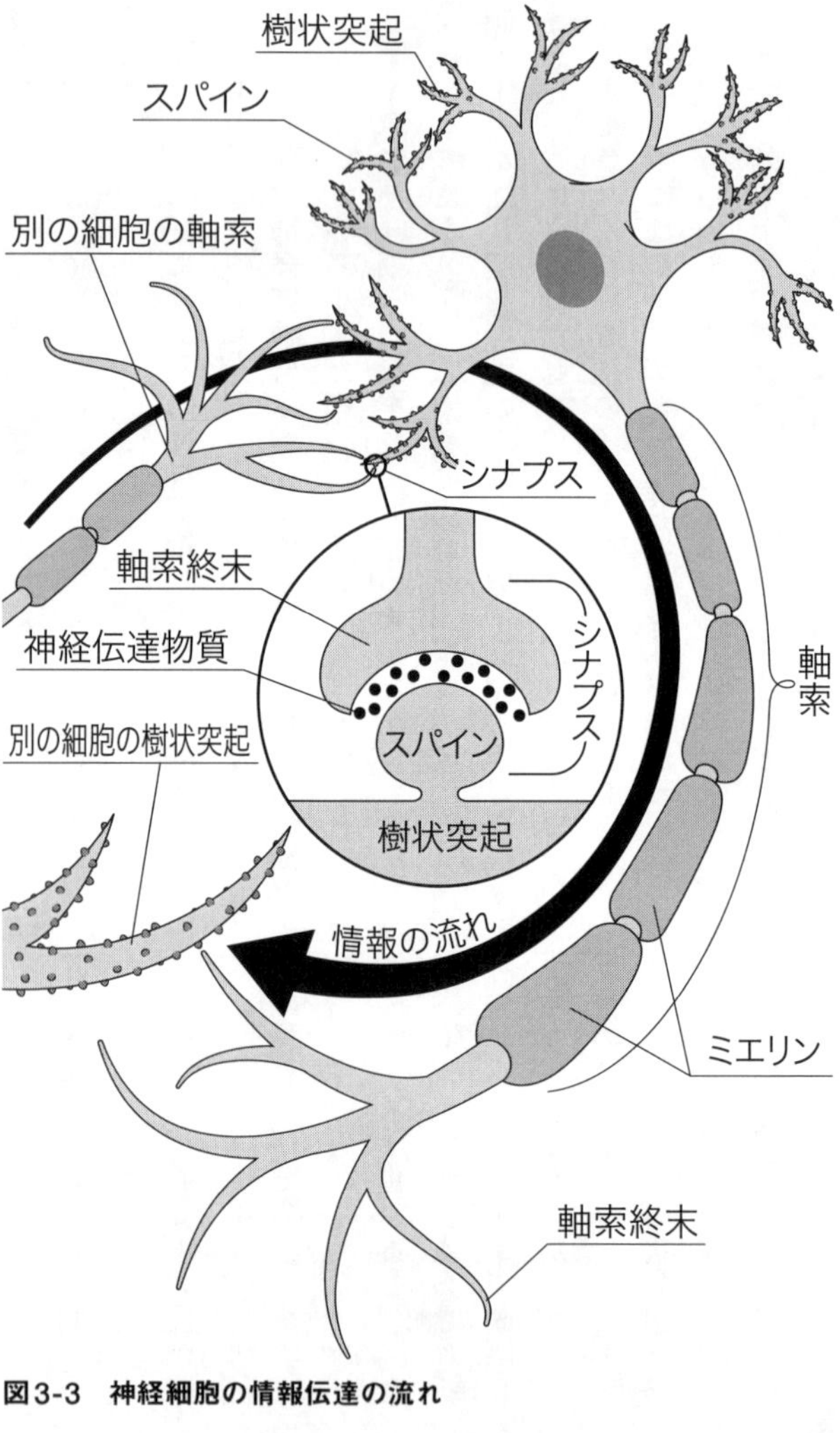

図3-3　神経細胞の情報伝達の流れ

一方、樹状突起の方には、小さなスパインがびっしりついています。神経細胞同士の連絡のやりとりをする「シナプス」という構造は、このスパインに形成されます。

シナプスというのは、神経細胞の軸索の先端（軸索終末）と別の神経細胞の樹状突起のスパインがつながっている連結部のことです。連結と言っても、図3－3中央のシナプスの拡大図を見てもらうと分かるように、少し隙間が空いています（この隙間にも名前が付いていて「シナプス間隙」と言います）。神経細胞たちは小さな刺を介して、ぎりぎり触れない距離でつながっているのです。何だか照れて手をなかなかつながない、小学生の男女みたいですね。

この隙間には大きな意味があります。1つの細胞の中ではドミノ倒しのように情報が駆け抜けますが、細胞と細胞の間の隙間では、神経伝達物質を相手の細胞に放り投げて、相手が受け取ることで、情報が伝わっていきます。

これは、脳が柔軟に働くために重要な仕組みです。もし、完全に結合してしまっていたら、情報伝達のスピードや量を調節することはできません。少しだけ空いているので、受け渡しの場所を広くしたり、受け取り担当者を増やしたり減らしたり、隙間に別の神経伝達物質を流したりなど、いろいろ調節可能になったのです。

話を戻しますと、睡眠中の脳は、スパインを刈り取ることで、間違ってできてしまった、機能しないシナプス結合を消去します（この働きを担当しているのが、神経細胞とはまた違う種類の細胞である「ミクログリア」です。詳しく知りたい人は、第4章のコラムをご覧ください）。

壊されるのは生存にとって不要な記憶です。たとえば、街を歩いていてたまたま目にした知らない人たちの顔のように、本人は意識していなくても、脳に情報は入ってきて勝手にシナプスができている場合があります。また、大量の情報を処理しているうちに、正しく機能しないシナプスが作られたりもします。

眠っている間に記憶をランダムに想起して、ネットワークをきちんと作っていない不要な結合だと分かったスパインは刈り取られるのです。スパインがなくなってしまうと、そこで作られていたシナプス結合もなくなってしまいます。交通量の少ない深夜に道路工事を進めるように、睡眠中の脳の中でも、ダイナミックな工事が行われているのです。

眠っているだけで記憶力はよくなる

睡眠と記憶の関係を眺めてきましたが、どんな感想を抱いたでしょうか。眠っている間に脳はせっせと記憶を作ってくれています。ある意味、「寝ているだけで学習ができる」という夢は、すでに実現しているのです。

睡眠の質を高める方法については、専門書がいろいろ出ています。それらを読んで実践してみてもいいですが、まずは難しいことを考えずに、いつもより早めに床に入ることを試してみてください。早く眠るのがもったいないと思う人は、「寝ているだけで脳が記憶を作ってくれるなんて得した気分だ」と考え方を切り替えてみてはどうでしょうか。

寝ている間に小人が仕事を片付けてくれたらいいのに……と、誰もが一度は考えたことがあるのではないでしょうか。睡眠で仕事は片付きませんが、脳内は片付きます。目覚めたら思わぬアイデアが出てくるかもしれません。さらに、睡眠の質が悪化してしまうと、記憶の形成だけでなく、長期記憶を正確に引き出すことも難しくなります。まさに「思い出せない脳」になってしまうのです。

「眠るのがもったいない」ではなく、「眠らないなんてもったいない」と感じてもらえたら、この章の役割は果たせたかなと思います。もちろん、勉強や努力を全くせずに、ただ寝ているだけでは駄目ですよ？

◎第3章から学ぶ　記憶力向上のポイント
質の良い睡眠をとる。

コラム

夢分析の脳科学的解釈

19世紀末から20世紀初頭に活躍した精神科医フロイトは、夢は睡眠中に意識に混入してくる無意識の表れであると考えました。フロイトやその弟子だったユングは、夢に出てくるアイテムに患者の心の手掛かりがあると考え、「夢分析」を行いました。

夢分析の内容は科学的に証明されているわけではありませんが、夢が無意識のメッセージを伝えるという考え方は今でも多くの人を惹きつけています。第3章で見てきたように、夢は脳が記憶を作る働きから生まれます。私たちは夢を通して、脳の働きを覗き見ることができるという意味では、夢を分析してみることは自分を知るためのひとつの手段になるかもしれません。

夢について脳科学的に説明できることも、いくつかあります。たとえば、夢は主に、睡眠中でも働いている脳幹や大脳辺縁系の活動に影響されます。起きている間は優位に働いている前頭前野の活動は抑制されているため、論理性が失われていることも特徴です。ランダムに呼び出された記憶をどのように解釈して、どのようなストーリーにするかは、その人のマインドセットも関係してきます。

巷で流行している夢占いのように、夢によって未来や過去を占うことができるかどうかは疑問ですが、夢が、見ている人の心身の状態の一部を表していることは確かです。このコラムでは、いくつかの代表的な夢を紹介し、脳科学的な解釈をつけてみます。これをきっかけに、夢の不思議さに興味を持ってもらえたら嬉しいです。

身体感覚を伴う夢

痛い、痒い、痺れている、身体の上に人が乗っているような圧迫感、または高いところから落ちるなどの身体感覚を伴う夢は、身体の不調や病気を意味すると考えられます。

身体や内臓につながっている末梢神経からの入力は、起きているときも寝ているときも脳に入ってきます。ただし、起きているときは外界からの入力や考えたり判断したりすることが多すぎて、身体や内臓からの微かな訴えに気づくことができません。

睡眠中は脳への入力が少ないため、その訴えに気づきやすくなります。末梢からの身体の不調の情報を受け取った脳は、その感覚に似た状況の記憶を呼び出して夢で再現し、その結果、身体感覚を伴う夢を見ると考えられます。

身体感覚を伴う夢を見たときは、自分の体調をチェックしてみてください。

激しい感情を伴う夢

激しい感情を伴う夢は、精神的・心理的ストレスを抱えていることを暗示していると考えられます。

睡眠中の脳では、新しい記憶の選別が行われますが、強い情動を伴う記憶ほど保管の優先度が高いため、夢に現れやすいと考えられます。ただし、夢に現れるのは、詳細な経験の内容ではなく、そのときに感じた情動だけです。シチュエーションは全く別なことがよくあります。

たとえば、締切に追い立てられていて切羽詰まった気持ちで日々を過ごしていたら、大きなヒグマに追いかけられて死にそうになる夢を見るかもしれません。夢の中には、起きているときに気にかかっていたことや、強く印象付けられた情動が隠れています。

しかし、起きたときに涙が流れていたり、恐怖で目が覚めたりといった激しい情動を伴う夢を見る場合、心理的なストレスによって大脳辺縁系の活動がアンバランスになっていることが考えられます。疲れていて寝不足の状態でいると、ネガティブな夢を連続で見ることがありますが、これも脳にストレスがかかった状態だと言えます。

我慢強い人は、自分がストレスのかかる状況に置かれていても気づかないこともあります。このような夢を見たときは、脳からの警告として受け止め、寝不足を解消し、自分をいたわってゆっくりと過ごしてください。

誰かに殺される夢・誰かを殺す夢

夢分析では、人を殺す夢も人に殺される夢も、幸運な夢だとされています。自分の一部と決別し、一皮むけて次の段階に成長できるということを意味しているそうです。

睡眠中は前頭前野の活動が落ちるため、理性的な判断や将来の計画性は働きにくくなります。たとえ夢の中で人を殺しても、抑圧された人殺し願望を持っているというわけではありません。思い切った行動を起こす象徴として、殺すというシチュエーションが選ばれたのでしょう。

また、夢に出てくる人物やアイテムは、脳が作り出したものなので、殺した人にも殺された人にも、夢の主のマインドセットが投影されています。殺すのも殺されたのも自分の一部なのです。もしかして自分は心を病んでいるのではないか……と悩むよりも、この夢分析を知っていれば、ポジティブに一日を始められそうですね。

飛ぶ夢

前頭前野の判断が抑えられている夢の中では、現実では起こり得ないことも起こります。

飛ぶといっても、いろいろな飛び方がありますが、やはりそのときに湧いている情動に着目してみましょう。

　空高く飛んで爽快感や解放感、全能感を感じている場合は、その夢を見る前の数日間に起きた良い経験の記憶の情動を反映していると考えられます。低空飛行をして障害物にぶつかりそうになったり、地面に落ちそうになったりする夢の場合は、不安や戸惑いの記憶を反映しています。


　いかがでしたか？　睡眠中の脳の働きや仕組みについて、夢を通して理解を深めていただけたのではないかと思います。

　夢は、ただのでたらめではありません。あなたの脳から生まれたあなたの一部分です。夢に注目していると、普段の生活では出会えない、意外な自分と出会うきっかけになるかもしれません。自分の夢を分析したいという人は、枕元にスマホや手帳などを置いておいて、起きたらすぐにメモをすると忘れないで済むでしょう。

第４章　抑制が働いて思い出せない

ストーリー　ファンと警備員

今日の授業の雰囲気はこれまでとは違っている、と彼女は感じていた。原因は明らかだった。先週、居眠りをしていた男子学生が教授に当てられて、夢の内容を聞かれたからだ。居眠りを咎《とが》められたわけではない。むしろ逆だ。教授の目はきらきらと輝いていて、できることならもっとサンプルを集めたいと考えているかのようだった。居眠りしたらサンプルにされる、そんな危機感が教室にいる学生たちに共有されていた。そして、絶対に眠ってはならないという気迫が教室中に満ちていた。

だから、彼女は眠っていなかったはずだった。ただ、ぼんやりと他のことを考えてはいた。

「山本恵理子さん」

「……はい」

突然自分の名前が呼ばれて、彼女は驚いた。教授が名簿を片手に持って、微笑んでいる。

「起きてます」

「あ、ランダムに当てているだけだから。気にしないで」

教授の言葉に、また教室の空気がぴりりと引き締まる。どうやら起きていても当てられるらしい。

「別にそんな怖い顔しなくて大丈夫。簡単な質問に答えてもらうだけだから」

その言葉は彼女の顔をますます強張らせた。教授が言う「簡単」が本当に簡単なわけがないからだ。

「僕の名前は川村ですか？」

「違います」

きょとんとしながら彼女は答えた。本当に簡単だった。しかし、次の質問には答えられなかった。

「では、なんという名前でしょうか」

「えっと……」

（なんか水っぽい名前だったような……）

絶対に覚えていたはずだった。彼女は焦った。昨日だって友達と、この授業について話した。そのときに先生の名前も口にした。喉まで出かかっているのに、なぜか思い出せない。

「あの、覚えていたはずなのに、急に忘れてしまいました」

そう言うと、教授は嬉しそうに笑った。

「ばっちりです。よいサンプルをありがとうございました」

教授は黒板に向き直ると「抑制」という文字を書いた。

「今みたいに、本当は覚えているのに思い出せないときは、脳の中で抑制という作用が働いています。今みたいに焦って緊張している場面では、よくある自然な現象です。また、似て非なる記憶を間違って呼び出してしまうと、本当の記憶が呼び出せなくなるのは『周辺抑制』という働きが起こるせいです」

彼女はほっとした。名前を忘れるなんて失礼なことをしたのに、それを咎められずに肯定されたからだ。しかし、ほっとするのは早かったようだ。彼女の出番はまだ終わっていなかった。

「この現象を分かりやすく説明するために、山本さんに登場してもらいましょう。山本さんは今、応援しているアーティストのファンミーティングに来ています。会場にはぎっしりとファンがいっぱいです。想像できますか？」

彼女は力強く頷いた。

「ファンたちは神経細胞です。放っておくと、勝手におしゃべりしてランダムに活性化します。でもこれだとイベントが実施できないので、ファンたちを静かにさせる警備員が会場にたくさん交じっています。ファン5人に1人くらいの割合でしょうか」

「多い……」

思わず彼女はつぶやいた。どれだけ聞き分けのないファンたちだろうか。

「はい。そのおかげで、ファンたちはしーんと静かにしています。この警備員も神経細胞です。抑制性神経細胞と呼ばれます」

教授が黒板に絵を描いていく。普通の神経細胞と比べて手足が短くて、なんだか蜘蛛みたいだ。

「このファンミーティングでは、名前が呼ばれたファンだけにマイクが渡されて、直接アーティストと話すことができます」

「えっ、すごっ……」

架空の話なのに、思わず彼女はつぶやいてしまう。すでに脳内の神経細胞たちになりきっているのだ。

「そして運のいいことに、山本さんが呼ばれました。喜んで、はいって手を挙げますよね。ところが……」

教授は残念そうな顔をして首を振った。

「山本恵理子さんが呼ばれたはずなのに、近くにいた山本恵美子さんが手を挙げて先にマイクを取ってしまいました」

「ずるっ！　わたしが本物なのに」

「そう言いたくなりますよね。でも、その抗議の声は届きません。警備員が声をあげさせてくれないのです。警備員は、マイクを持った人の声がちゃんと届くように、いつもより気合を入れて周りを抑制してしまうからです。これが周辺抑制という現象です。先ほど、山本さんが私の名前を答えられなくなったのも、私がよく似た違う名前を先に言ってしまったから、本当の記憶が抑制されて、抜け出せなくなってしまったのです」

　確かにその通りだった。先生の名前が川村ではないことは分かるのに、本当の名前を思い出せない。

「そういうときは、どうしたらいいんですか？」

「思い出そうとするのをやめることです。そうすれば抑制が外れます。まったく関係ないときに、ふっと思い出すでしょう」

　彼女が教授の名前を思い出したのは、その日の夜、お風呂に入っているときだった。何も考えずにぼーっとしていたら、突然思い出したのだ。

「澤田先生だ……」

（でも、今思い出しても役に立たないし……）

目をつむると、無数のファンと警備員たちの姿が浮かんだ。この中から目当ての記憶だけを取り出すなんて、大変な作業だ。間違いだって起こるに決まっている。これからは広い心で自分や他の人の度忘れを許せそうな気がした。

抑制する細胞——にぎやかな子どもたちを叱る怖い先生

脳の神経細胞は自身が活性化すると、神経伝達物質を放出し、周囲の細胞を活性化します。しかし、神経細胞の中には、逆に、自分が活性化することで周囲の細胞の活動を抑制する「抑制性神経細胞」も存在しています。

抑制性神経細胞の割合は大脳新皮質で特に多く、神経細胞の20％が抑制性です。

抑制性神経細胞は、興奮性神経細胞の間に交じっています。にぎやかな子どもたちの中に、怖い先生が交じっているようなものです。近くの子どもがわいわい騒ぎ出したら、むくりと起き上がって「こらーっ」と一喝します。そうすると、騒いでいる子どもたちは静かになります。……というのが、ファンシーな説明ですが、脳科学的には、受け取った相

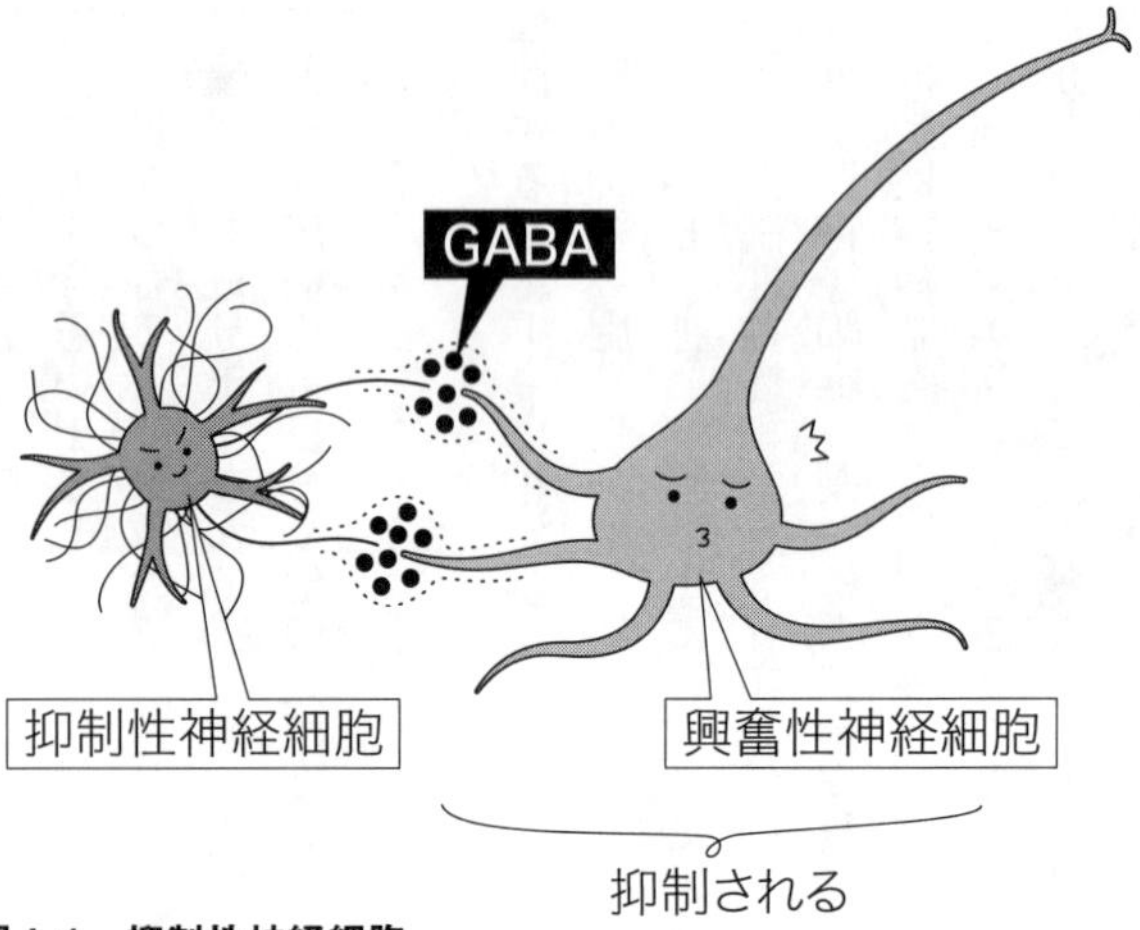

図4-1　抑制性神経細胞

手を抑制する神経伝達物質を放出して、受け取った相手の興奮を鎮めます（図4－1）。

抑制性神経伝達物質の代表的なものが「GABA」です。チョコレートやサプリなどに入っているので、聞いたことがある人もいるかもしれません。余談ですが、GABAは口から食べても、脳の中には入りません。神経を抑制する物質として、ストレスを緩和する効果が期待されていますが、もし効くとしたら、脳ではなく脳以外の身体に張り巡らされた末梢神経への効果なのです。その神経を通じて脳に間接的に作用します。

興奮性の情報伝達を担当する神経細胞の代表に「錐体細胞」があります。錐体というのは先がとがって底を持つ形のことです。英語の名前「pyramidal cell」（ピラミッド型の細胞）の方がイメージしやすいかもしれません。

一方、抑制性の情報伝達を担当する神経細胞の形は多様です。

その中の「バスケット細胞」は名前の通り、バスケット（籠）のような形です。自分の近くのネットワークをより多く制御できるように、ひとつの錐体細胞を取り囲むような形でシナプスを作ります。錐体細胞のまわりには、バスケット細胞がいくつもあって、周囲に抑制をかけたり、自分自身にも抑制をかけたりしています。

ほかにも、シャンデリア細胞、ダブルブーケ細胞、マルチノッチ細胞など、形をもとに分類されて名前が付けられています。にぎやかですね。

錐体細胞と比べると、あまり注目されない抑制性神経細胞ですが、錐体細胞を要所要所でコントロールしているわけですから、彼らの働きは重要です。ストーリーで表現したように、優秀な警備員なしでは大規模なファンミーティングは成功しないのです。

思い出そうとするほど、思い出せなくなるのはなぜか

記憶は神経細胞のひとつひとつに保管されているわけではなく、ネットワークに保管されていると、第1章で説明しました。

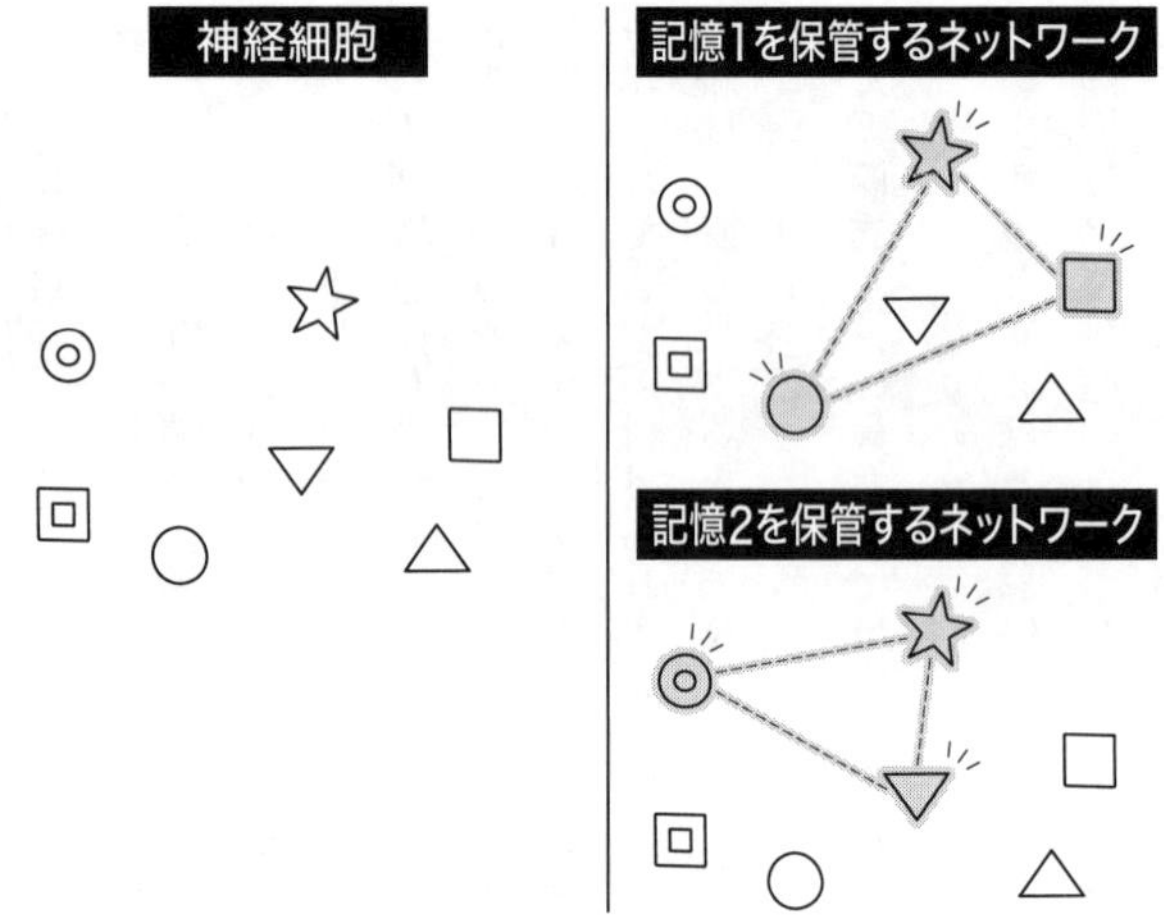

図4-2　記憶を保管するネットワーク（図1-5を再掲）

この場合、1つの細胞が複数のネットワークを作ることができますので、記憶を掛け持ちすることも可能です。ちょっとここで、図4－2の記憶1と記憶2を掛け持ちしている☆細胞に注目してみてください。すでに一度できあがったネットワークは、情報が伝達しやすくなっています。記憶1のネットワークが活性化されると☆細胞が活性化されますが、☆細胞が活性化されると記憶2のネットワークも刺激を受けて活性化されてしまいます。

この図には2つの記憶のネットワークしか描かれていませんが、記憶2が活性化されたら◎細胞や▽細胞が掛け持ちしている他のネットワークも活性化されます。そうなると、ドミノ倒しのように興奮が広がっていって、記憶が次々よみがえり、混線してしまうことになります。

こうなってしまうと、思い出したいことを確実に思い出すことができません。せっかく情報を保管していても、これでは、いざというときに役に立てることができないでしょう。

このような事態を防ぐために、脳は、「周辺抑制」というメカニズムを持っています。思い出したい情報と関係のない細胞が活性化しないように、さっと抑制する仕組みです。

興奮性神経細胞の周りには抑制性神経細胞がいます。これらの抑制性の神経細胞は、活性化した神経細胞によって活性化します。活性化した抑制性神経細胞は、抑制性の神経伝達物質を放出し、最初に活性化した細胞も含めて、周りの細胞を抑制します。

ややこしくなってきたので、もう一度、先生と生徒でたとえてみます。生徒（興奮性神経細胞）が活性化して大声を出す（興奮性神経伝達物質を放出する）と、近くにいる先生（抑制性神経細胞）が昼寝から起こされて活性化し、「お前ら静かにしろー」と一喝、すなわち抑制性の神経伝達物質を放出します。そうして、先生の周りの生徒たちは静かになるのです。

周辺抑制の働きのおかげで、情報の信号が素早くシャープに伝わります。もし、どの細胞もわあわあ大声で騒ぎ続けていたら、新たな刺激が入っても、その情報が紛れてかき消されてしまいます。怖い先生が、せっせと周囲を落ち着かせているからこそ、本当に関係のある記憶だけを思い出すことが可能になるのです。

しかし、思い出そうとすればするほど、思い出せなくなるのも、この周辺抑制の働きのせいです。心理学の用語では「検索誘導性忘却」と呼ばれる現象です。ある情報を検索しようとすると、それと関連する他の情報の記憶の成績が低下することが知られています。間違った記憶を想起してしまうと、その近くの似た記憶のネットワークが抑制されて、本物にたどり着きにくくなるのです。

ばったりと出会った人の顔は覚えているけれど、名前が思い出せない。そんなとき、私たちは必死で手がかりを探します。その人と出会った場面、交わした会話の内容、確か日本酒が好きだったなという情報まで出てくるかもしれません。それなのに、名前だけが思い出せません。

このとき脳では、その人にまつわるさまざまな記憶のネットワークが活性化している状態です。ネットワークがいったん活性化されると、その周辺は抑制がかかってしまいます。名前の記憶を担当している神経細胞が、その抑制されたネットワークの中に存在していたとしたら、ますます思い出せなくなってしまいます。

脳は記憶を整理するときに、「類型化」を行っています。

類型化とは、複数の物事の中から共通の項目をとりだしてまとめることです。タイプ分け、カテゴリー分け、パターン分けはすべて類型化です。脳は、似たようなものをグループにして記憶を作っているのです。

類型化をしておくと、後で必要な時に使いやすくなります。そのために脳は常に情報の類似性を探し、カテゴリー分けをしているのです。

しかし、この類型化のせいで関連する記憶が想起されて周辺抑制が起こってしまい、記憶を思い出すのが困難になるときがあります。

特に名前は思い出しにくいのです。エピソード記憶に分類される記憶は、その人独自の固有の経験ですが、名前の文字列には独自性がそれほどありません。たとえば「田中」という名字の人は他にもたくさんいますし、さらに「た」「な」「か」というそれぞれの文字から連想される言葉もたくさんあります。つまり、名前の情報はいろいろなカテゴリーに紐付けられているのです。

ですから、名前を思い出せないからといって、「あ」から順番に考えていくのはあまり良い方法ではありません。脳の中は辞書のように五十音順に整理されていませんし、それぞれの文字に関連する物事がいろいろ結び付けられていますから、思い出したい本命の神経回路以外の回路が次々活性化してしまいます。

喉元まで出ているのに思い出せない場合は、記憶がなくなったわけではありません。しばらく経てば、ふっと湧き上がるように記憶がよみがえります。これは思い出そうと頑張るのをやめたので、間違った神経細胞が活動をやめて、周辺の抑制性の細胞も刺激されなくなり、周辺抑制が解けたおかげです。探すのをやめたときに出てくる探し物と同じですね。

思い出すのをやめたら思い出せるなんて、思い出そうと頑張った努力は無駄だったのか……と、がっかりしてしまった人は、そうではないので安心してください。このようにふっと浮かぶのは、その前に思い出そうと頑張ったおかげです。そもそも探していないものは見つけられないように、思い出そうとしなければ、思い出すことはできません。正解になかなかたどり着けなくても、思い出そうとしたことで、その記憶の周辺のネットワークが活性化されています。その活動の痕跡が脳内に残っているおかげで、ふっと思い出せるのです。

たとえ名前を思い出せないことが続いても、心配することはありません。それは脳の力の低下ではなく、覚えるための努力と工夫を怠っているだけです。しっかりと注意を向けて、繰り返し覚えようとするだけで、状況は改善すると思います。

他の部位を抑制して支配する脳

抑制による制御は近くの細胞だけとは限りません。第2章の情動のところで説明したように、脳のある部分が別の部分を抑制するといった、距離の長い抑制もあるのです。怖い先生のマイクと繋がったスピーカーが、遠く離れた場所にもあるのです。

理性を司る大脳新皮質の部位「前頭前野」は、この抑制性神経細胞で本能に従って動く下位の脳を制御しています。そのおかげで、私たちは人間らしい理性的な行動ができるわけです。

しかし、この前頭前野の抑制が外れるときがあります。それが、睡眠です。眠っているときは、前頭前野の抑制が弱くなるため、神経細胞の活動が活発化します。そのせいで、次々と脈絡もない記憶がよみがえり、それが夢として現れることは第3章でお伝えしました。夢というのは、先生の監視がない夜の時間に、神経細胞たちがわいわい騒いでいる姿だと思うと、何だか面白くなってきませんか？

他にも、前頭前野の抑制が外れる場合があります。それは、お酒を飲んだときです。アルコールは、抑制性神経伝達物質のGABAが結合する受容体の効果を強めます。それによって、同じ量のGABAでもより強い抑制効果を発揮できるようになります。

GABA受容体の分布は、脳部位によってばらつきがあります。最もGABA受容体が多いのは大脳新皮質の前頭前野です。その次に多いのが、大脳新皮質の他の部位で、続いて海馬、その次は脳幹です。

そのため、GABA受容体が最も多い前頭前野はアルコールの影響を真っ先に受けます。前頭前野のGABAの作用が強くなる、すなわち、抑制が強くなって前頭前野の働きが弱まります。そうなると、普段は前頭前野によって抑制されている情動の脳部位である扁桃体や側坐核の影響が大きく出ます。泣き上戸になったり、怒り出したり、テンションが上がって騒いだりするわけです。

アルコールの量が増すと、今度は海馬にも影響が及びます。海馬の働きが抑制されてしまうため、記憶を作ることができなくなってしまうのです。第1章で書いたように、お酒を飲みすぎると記憶がなくなってしまうのは、このようなメカニズムに基づいています。

さらに飲みすぎてしまうと、今度は脳幹にも影響が出てきます。脳幹は呼吸や体温を調節しています。その部位の働きが抑制されてしまうと、急性アルコール中毒になります。発汗や激しい動悸が起こり、呼吸が苦しくなり、嘔吐や頭痛やめまいなどが起こります。意識レベルが低下し、生命に危険が及ぶこともあります。

脳部位の抑制状態を変化させるのは、睡眠やアルコールだけではありません。人為的に抑制をかける行為が、洗脳やマインド・コントロールです。

洗脳やマインド・コントロールを受けた人は、傍から見ると、なぜそんな馬鹿なことを信じているのか分からないケースがあります。これも脳部位の抑制が関係しています。

洗脳を行う集団は、対象者に過度のストレスを与え、寝不足状態にして脳を弱らせた上で、外部からの情報を遮断し、個人の信念や価値観、すなわちマインドセットを壊してしまうような行為を繰り返します。これによって、前頭前野に抑制のかかった状態に陥らせることができます。理性と判断を司る前頭前野が抑制されると、思考停止に陥ってしまいます。

また、洗脳やマインド・コントロールでは、支配したい相手を脅したり嘘の話で恐怖心を煽ったりすることが知られています。長時間恐怖にさらされると扁桃体が激しく活動します。さらに、扁桃体を抑制している脳の領域に抑制がかかり、扁桃体の活動を抑制することができなくなります。また、過剰に褒めたり非難したりする過度な賞罰によって、激しく情動を揺さぶると、辺縁系の調節が乱され、正常な情報処理ができなくなることも考えられます。

脳も臓器のひとつです。いくら強い意思と正しい心を持っていても、何日も疲労を回復できなかったりすると、正常に働くことができません。自分の力を過信せず、脳の仕組みをよく知っておくことが身を守ることにつながるでしょう。

なぜドラマの「記憶喪失」は重要なことだけ忘れるのか

　ところで、恋愛ドラマでは、よく登場人物の記憶喪失がストーリーの展開の要になることがあります。せっかく相思相愛になったのに、何かが起こって相手の記憶が失われたり、そしてまた何かのきっかけで記憶が回復したりすることで、恋のすれ違いが発生する仕掛けです。

　記憶喪失となった人物はたいてい、恋人や生い立ちなど、ドラマを進めるうえで重要な特定の記憶だけを失っており、あとは普通に生活ができています。そして最終回が近くなると、たわいもないきっかけで記憶がよみがえったりします。どうもご都合主義というか、嘘くさいなんて思う人もいるかもしれません。

　しかしこのような、一時的かつ部分的な記憶喪失は、実際にも起こります。医学的には「解離性健忘」と呼ばれています。脳の損傷や神経細胞の脱落などの身体的な異常がなく、突然自分にとっての重要な情報が思い出せなくなる記憶障害です。

　自分が外界から切り離されているような感覚や、記憶や意識がひとつにまとまっていない状態が一定期間にわたって起こり、日常生活に混乱を招く状態を「解離症」と言います。解離症は、多くの場合、身体的・性的虐待、戦争、大量虐殺、事故、自然災害、愛する人の死など、耐え難い経験が引き金となって発症します。受け入れ難い状況と自分を解離させることで、自分を守る防衛メカニズムだと言われています。

解離性健忘は、解離症の症状のひとつです。やはり、受け入れ難い状況と自分を切り離すために、思い出すきっかけとなる記憶へのアクセスができなくなります。ドラマなどでよくある、自分の家族や出身地、愛しあっていた恋人の存在など、重要なことを忘れてしまうケースです。この場合、記憶は失われたわけではありません。脳の中に存在しているのに、意識がそれを認識できないのです。解離性健忘の細胞レベルでのメカニズムは解明されていませんが、この働きに「抑制」が関与していることは、ほぼ間違いないでしょう。

もし、しっかりとした脚本のドラマだったとしたら、記憶喪失は何かショックな体験の後に起こっているはずです。たとえば、愛しあっていた人が他の人と結婚してしまった……などです。その場合、愛しあっていたことや、その相手自体を忘れてしまえば、つらい気持ちがよみがえることがありません。自分と出来事を切り離すために、自分の重要な記憶を抑制してしまうのです。

解離性健忘の人に対しては、ストレスの原因から離れたり、心理的な安心を得られる環境に移ったり、自身のトラウマを理解して解決する方法を見出していくという治療が行われています。このような治療によって、抑制の必要がなくなり、抑制を外すことができれば、記憶が戻ることもあるようです。

選択と集中を担う抑制性の神経伝達

抑制性の神経伝達の役割は、情報をクリアにシャープに伝えることにあります。必要な情報だけを抽出したり、今やらなくてはいけないことにフォーカスしたりできるのは、抑制性の神経伝達の働きのおかげです。

脳の活動は、この抑制と興奮のバランスで成り立っています。そのバランスが崩れてしまうと、うまく機能を発揮できなくなります。

たとえば、抑制の信号ＧＡＢＡを受け取る「受容体」に異常があると、けいれんやてんかんなどの様々な病態が引き起こされることが知られています。てんかんというのは、突然意識を失うような発作を繰り返す病気です。神経細胞が一斉に激しく興奮することで起きてしまいます。

まだ完全には解明されていませんが、統合失調症や自閉症スペクトラム障害についても、抑制性の情報伝達の異常が病態に関係しているのではないかと考えられ、研究が進められています。

抑制性の神経伝達の働きは「脳波」を見ることでも知ることができます。

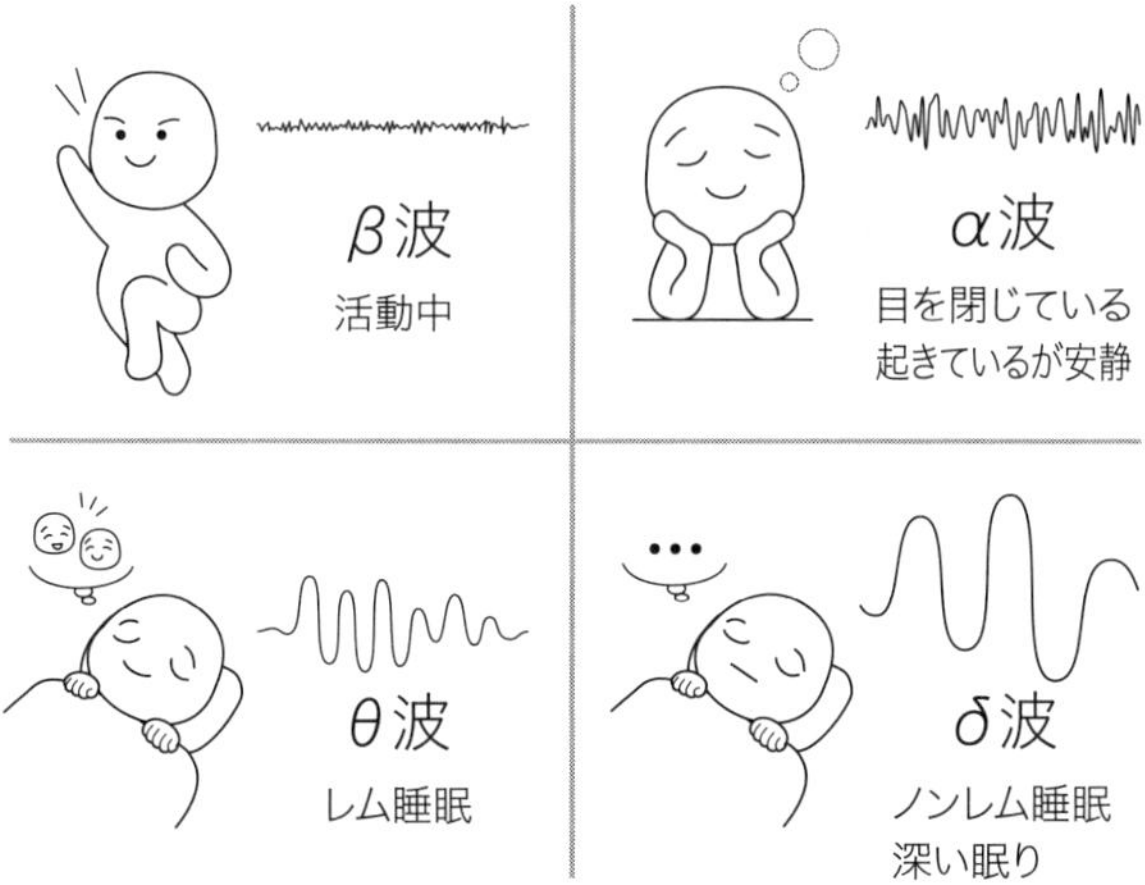

図4-3　睡眠時と活動時の脳波

　脳波は頭の複数の場所に電極をつけて、頭蓋骨越しに脳内の神経細胞の活動の様子を測定するものです。

　図4－3のように、起きて活動しているときは細かい波形になり、安静にしたり、眠りが深くなったりするほど、大きなゆっくりとした波になっています。神経細胞ひとつひとつの電気信号は小さなものですが、一緒に同期して活動すると、脳波の波は大きくなります。

　この形の変化に抑制性の神経伝達が関わっています。起きているときは、抑制性の神経細胞が働いていて、信号伝達を細かく制御しているために、神経細胞の活動はバラバラになり、脳波も細かい波になります。眠っているときは、抑制が弱くなるために神経細胞は活発に活動できます。興奮性の神経細胞もお互いに神経伝達をしあっていますから、好き勝手に活動させていると、動きがそろってくるのです。

こんなふうに、どかんどかんと活動していたら、つじつまのあったきめ細かい夢を見ることは期待できそうにないですよね。

抑制性の神経伝達の重要性を示唆する興味深い研究があります。GABAを放出する抑制性の神経細胞の発生の様子が、ヒトと他の動物（ラットとマカクザル）では異なっていたという、2001年に発表された研究です。

発生というのは生物学では、多細胞生物がたった1個の受精卵から細胞を増やして1つの生物（個体）になる様子のことを指します。細胞がただ増えるだけでは、生物にはなりません。それぞれの細胞が自分の役割に合った形や機能を持ち（分化といいます）、自分の役目を果たせる場所まで移動して初めて個体ができあがります。

脳の細胞は脳の中心部で誕生し、脳の表面へ移動していきます。胎生期に脳が形作られるときに、大脳皮質のGABA神経細胞の多くは、大脳基底核原基（ganglionic eminence）と呼ばれる脳の中心部で生まれて、大脳皮質や海馬に移動します。これに関しては、ヒトもラットもマカクザルでも同じでした。ところが、ヒトだけは視床にもGABA神経細胞が移動していることが分かったのです。

視床は、第1章や第2章でチラリと登場しましたが、外からの情報を交通整理して各部位に送り出す脳部位です。それだけでなく、視床と脳の各部位とのやりとりが、ヒトの個性を作り出している可能性があることや、視床が前頭連合野と連携して作業記憶を作ることなど、記憶に関連の深い働きをしていることが分かっています。

もしかしたら、サルとヒトの脳の違いを決めているのは、抑制性の神経細胞かもしれないと、想像を掻き立てられる研究結果です。

抑制性の神経伝達は、興奮性に比べて実験的に調べにくいこともあり、まだまだ分かっていないことが多くあります。今後の研究でその働きが明らかになっていけば、記憶の謎や、さらに人類の謎に近づくことができるでしょう。

◎第4章から学ぶ　記憶力向上のポイント

どうしても思い出せないときは、思い出すのをやめてみる。

コラム

記憶を食べる脳細胞

ここまで神経細胞の話ばかりしてきましたが、脳の働きを担っている脳細胞は神経細胞だけではありません。神経細胞を取り囲む「グリア細胞」も負けず劣らず重要な役割を担っています。ヒトの脳の中には神経細胞よりもはるかに多い数のグリア細胞が存在しているのです。なんと、脳の細胞の90％がグリア細胞であると考えられています。

図4－4に示したアストロサイト、オリゴデンドロサイト、ミクログリアは代表的なグリア細胞です。

アストロサイトは血管からの栄養分を神経細胞に運ぶ役割を担っています。オリゴデンドロサイトは神経細胞の軸索にミエリンという絶縁体を作って情報の伝達効率を高めています。そしてミクログリアは脳や脊髄の免疫を担当しています。身体の中を守っている免疫細胞は脳や脊髄の中には入れません。その代わりにミクログリアが頑張っているのです。

こうして見ると、神経細胞はひとりで戦っているわけではありません。補給部隊、装備部隊、後方援護部隊というグリア細胞たちに助けられて、ようやくパフォーマンスを発揮できるのです。

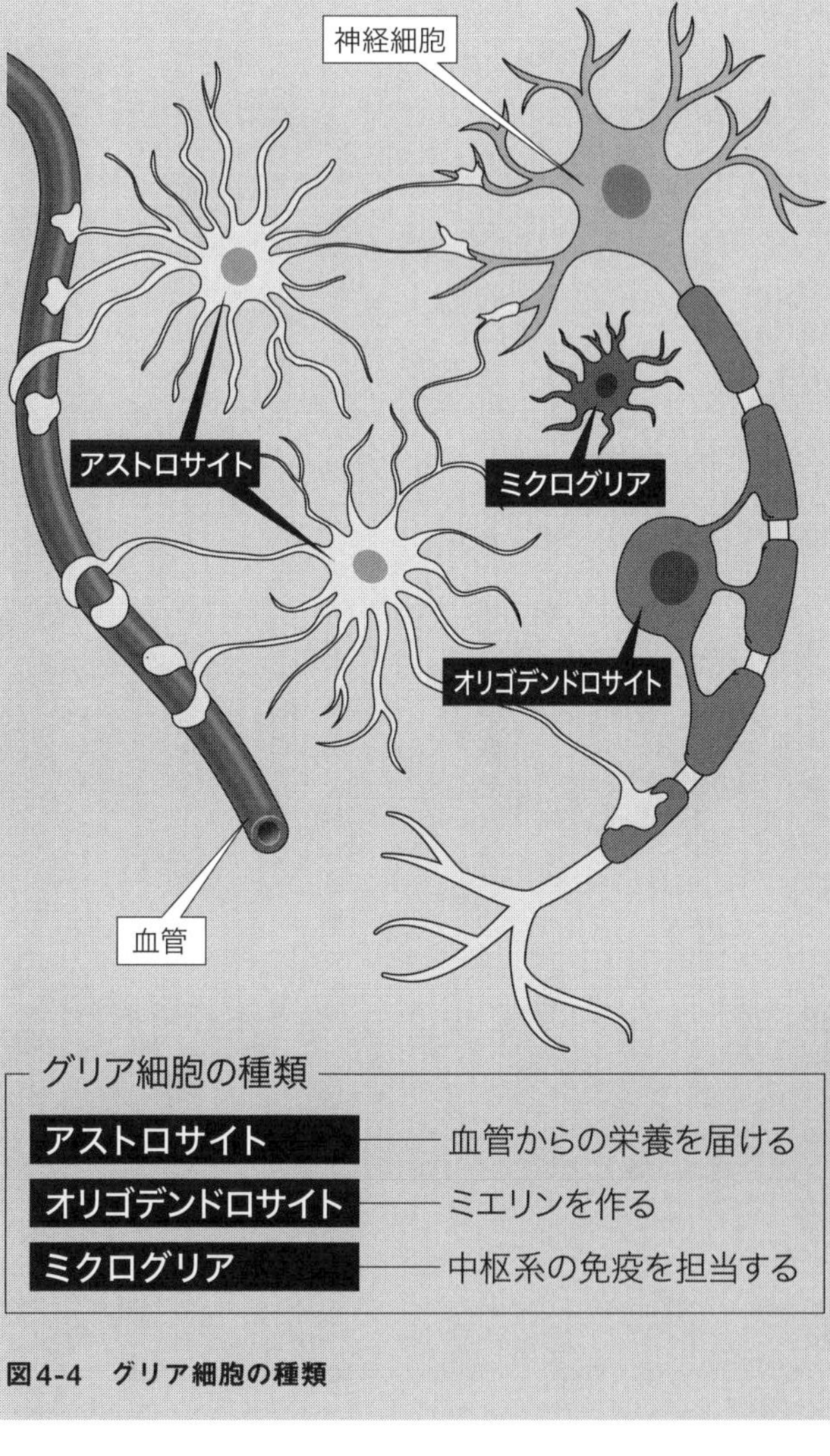

図4-4　グリア細胞の種類

電気刺激を与えたら反応する神経細胞と違って、グリア細胞は電気的な応答がありません。そのため、昔はグリア細胞が何をしているのか分からず、単に神経細胞の足場になっているだけだろうと考えられていました。グリア細胞というのは、glue（=糊、にかわ）に由来する言葉です。この名前からも、グリア細胞が単に神経細胞をくっつけている存在だと思われていたことがうかがえます。

しかし、研究手法が発展してきて詳しく分析できるようになってくると、グリア細胞の重要性が明らかになってきました。その中でも、記憶に関係のある働きを2つ取り上げて紹介します。

①シナプスのスパインを刈り取って、不要な記憶を除去する

第3章で紹介しましたが、神経細胞同士はシナプスという構造を介して情報をやりとりしています。シナプスはスパインと呼ばれる樹状突起の小さな刺に作られます。ミクログリアはこのスパインの保持や除去に積極的に関わっています。第3章で睡眠中に不要な記憶を除去するためにシナプスのスパインが刈り取られるという話をしましたが、この刈り取りを行っているのがミクログリアです。

ミクログリアは身体の中の免疫機能を司るマクロファージの仲間です。マクロファージは細菌などの異物が身体に侵入したときに、それらを食べてしまう細胞です。ミクログリアもまた、脳の免疫機能を担当しており、異物の侵入から脳を守っています。また、マクロファージと同様、不要なものを除去する働きを担っています。

ミクログリアがスパインの刈り取りを行うといっても、鎌を持って草刈りのように刈るわけではありません。不要なスパインを食べるのです。少しキャッチーな言い方をすると、ミクログリアは記憶を食べる細胞ということになります。

②細胞外の環境を整備して、神経細胞の情報伝達効率を高める

神経細胞の情報伝達が効率よく行われるためには、抑制性の神経細胞の働きが欠かせないということを、第4章で説明しました。グリア細胞の一種であるアストロサイトもまた、神経細胞の情報伝達効率を高めるために、せっせと働いています。

抑制性神経細胞は、興奮性神経細胞にシナプスを作り、直接作用することで、その興奮を抑制していましたが、アストロサイトの方法は異なります。直接手を下さず、周りの環境を整えるのです。神経細胞に出入りすることで情報伝達を担っているイオンを、アストロサイトが調節して、次の情報伝達が起こりやすくしています。

神経細胞と神経細胞の間は、神経伝達物質の受け渡しによって情報が伝わりますが、神

経細胞の中は細胞の外にあるナトリウムイオンが細胞内に次々入り、代わりに細胞内にあったカリウムイオンが細胞の外に出ていくことによって伝わっていきます。一度、情報を伝えると細胞の中はナトリウムイオンだらけ、細胞外はカリウムイオンだらけになりますから、次の情報を伝えるために元通りのバランスに戻す必要があります。すなわち、せっせと細胞外にナトリウムイオンを汲みだす必要があるのです。

このとき、細胞外にカリウムイオンが大量にあると、ナトリウムイオンを汲み出すことができません。アストロサイトはこのカリウムイオンを自分の中に取り込んで、神経細胞がナトリウムイオンを細胞外に汲み出し、また次の情報を伝えられる状態に戻るのを手助けしています。

グリア細胞の働きと神経疾患の関係も研究されています。統合失調症や気分障害、自閉症スペクトラム障害などに、グリア細胞の異常が関わっていると考えられています。もはや、脳を知るためには神経細胞だけを研究していては不十分なのです。

私の現在の主な研究対象はグリア細胞です。これまでに、いろいろな研究成果が出ています。たとえば、アルツハイマー型認知症の原因のひとつが、グリア細胞の働きが衰えることではないかと考えられる結果などです。衰えたグリア細胞の機能を回復させるような薬剤を開発できたら、現在開発中の薬とは異なるアプローチで治療法を模索できるかもしれません。

神経細胞と比較すると、スポットが当たりにくいグリア細胞ですが、これから名前を聞くことが増えてくるかもしれません。神経細胞だけでなく、グリア細胞にも注目してくれたら嬉しいです。

第5章　使わない記憶は変容し、劣化する

ストーリー　最高のプレゼンテーション

男は広告制作会社の多忙なディレクターだった。何十ものプロジェクトを抱えており、そのうちの9つのプロジェクトが現在同時進行中だった。彼のスケジュールは毎日びっしりと埋まり、30分刻みでオンラインミーティングが入って、トイレに行く暇もないほどだった。

こうなってしまったのは、すべて感染症のパンデミックのせいだった。感染症に罹患して欠勤する人が増え、罹患すると長期間の隔離が必要なために、あっという間に人手不足になった。

さらに、パンデミックのせいでビジネスマナーが一変したことも、彼の忙しさに拍車をかけた。かつては、足を使って顔を見せることが礼儀正しいとされていた。だが、今では、できるだけ不要な訪問をしないことがマナーとなった。ウイルスを持ち込む可能性は誰にでもあるからだ。

オンラインでのミーティングをすることが当たり前になると、移動時間を考慮しなくていいせいで、物理的な制約が随分と減った。得意先も気軽にミーティングを申し込む。ミーティングの頻度は増えるばかりだった。

彼は朝のうちに買っておいたパンをかじりながら、時計を見た。これから始まるのは、高齢者向けの新しい住宅サービスのプロモーションのミーティングだ。パソコンの画面上にプレゼン資料を表示させ、オンライン会議室にログインする。ここまでやれば、あとはクライアントを待つだけだ。ほっと一息つく。

クライアントを会議室に招き入れる約束の時間まで、まだ5分ある。

自社のプロジェクトメンバーを入室させる。

ふと、男は自分のやっていることが不思議に感じられた。デスクに座ったまま、次々といろいろなクライアントに出会い、パソコンに向かって喋っている。

オンライン会議では、手土産も渡さない。お茶を出すこともない。いきなり顔の映像を見せあって話すだけだ。合理的だったが、何か重要なものが欠けているような気がしていた。

画面の映像が喋っている時と、全身を見せた3次元の生身の人間が喋っている時では、人の脳はきっと違う反応を起こすのではないか――男がそんなことを考えたのは、昨夜に見たテレビ番組のせいだ。脳の働きを紹介する科学ドキュメンタリーだった。

数分後、クライアント数人を入れたオンライン会議は時間通りに始まり、彼は順調にプレゼンをしていたが、途中で自分のミスに気がついて、体中から血の気が引いた。

プレゼンの資料を間違えていた。今までそれに気づかなかったのは、クライアントの反応も良く、うなずきながら興味深そうに聞いてくれていたからだ。

今プレゼンをするべきなのは、高齢者向けの住宅のプロモーションだ。それなのに、男が画面に表示させているのは、若い女性向けのホテルの特別プランの提案だった。

ときめきをキーワードにし、非日常でありながら、ほっとする空間。

ただのラグジュアリーではない。気おくれしてしまってはくつろげない。あなたはここで過ごすのに、ふさわしい人であるというメッセージを込めた、温かなおもてなし。アロマオイルや花の飾り、焼き菓子のサービス。服のレンタルサービスと提携し、いつもと違うファッションに身を包むことも楽しめる……。

すでにそんなことを喋ってきた。男は、内心の焦りを隠しながら、言葉を続けた。

「現在、高齢者向けのサービスはいろいろ充実しています。しかし、そのおかげで、高齢者はどこに行っても常に高齢者であることを自覚させられることになります。この住宅のコンセプトは、自分らしさを取り戻す家です。自身の先入観や世間から貼られたレッテルから自由になってもらえる家なのです。もちろん、高齢者に最大限配慮した暮らしやすい設計がこの商品の売りですが、一番にアピールするのはそこではないと考えました」

クライアントが、はっとした表情を見せた。男も自分の口にしたことに驚いていた。今まで考えたこともないアイデアだったからだ。

「機能性や合理性ではなく、心が華やぐような余計なものがたくさんあること。そして、高齢者というだけではない自分に出会える、御社の商品はそういう家だと思います」

男がプレゼンを終えると、クライアントは満足そうに微笑んだ。それこそがうちの求めていたことだと手放しで褒め、他のサービスとの提携を含め、その提案の方向性で進めていくとはっきりと告げた。ミーティングは大成功だった。

オンライン会議室から退出すると、あっという間にメンバーは散り散りになる。

彼は高揚した気持ちを抑えて、次のミーティングの準備をする。

彼の脳裏にまた、昨夜のテレビの内容が浮かんだ。ゲストで呼ばれた大学教授は、こんな解説をしていた。

——複数の神経細胞たちでチームを作り、1つの記憶の保管を担当します。神経細胞は1つの記憶だけを担当するわけではありません。ほかのチームのメンバーにもなって、複数の記憶の保管を掛け持ちしているのです。

その説明を聞いたとき、彼は神経細胞に対して親近感を覚えた。まるで、プロジェクトを複数抱えた今の自分のようだったからだ。しかも、神経細胞も、今日のように担当している記憶を取り間違えて、記憶が混ざってしまうこともあると教授は話していた。

——記憶はいつも同じではありません。思い出さなければ劣化し、思い出せばそのたびに変容します。しかし、その曖昧さこそが、脳の戦略なのです。

記憶の呼び出し間違いや混同のおかげで、新しい発想が生まれてくる。

彼は、立ち上がって伸びをすると、また席について次の会議のためのプレゼン資料を画面に開いた。そして、今度は間違えないように、しっかりと確認した。

不要だと判断された記憶は失われていく

第1~3章では、長期記憶が形成されない脳のメカニズムを説明しました。そして、第4章では、せっかく形成された長期記憶が引き出せないときに何が起こっているのかを説明しました。

この章で説明するのは、保管された長期記憶が失われていく脳のメカニズムです。記憶自体が消失してしまうケースです。

といっても、思い出が丸ごと消失してしまうことは稀です。記憶の取捨選択がきめ細やかに行われることを第3章で説明しましたが、記憶は要素に分解され、脳のあちこちに分散して保管されています（詳しくは後述します）。これらが一気に失われるのは、脳の機能がかなり衰えたときでしょう。たとえば、認知症で多くの神経細胞が死んでしまった場合などです。

記憶が保管されている大脳新皮質の神経細胞の多くが死んでしまい、記憶を保管したネットワークが再生できなくなると、記憶はなくなってしまいます。また、保管された記憶自体は無事でも、記憶を引き出す海馬の細胞の多くが死んでしまったら、もう記憶を思い出すことができません。前述のペンフィールド博士が行ったように、頭蓋骨を半分外して、大脳新皮質を電気刺激すれば記憶はよみがえるかもしれませんが、普段の生活でそんなことはできません。

ひとつの経験の記憶の中にも、よく覚えている情報と、あまり覚えていない情報があります。かつて、大学や高校の教室で勉強していた日々を思い出してみてください。何を覚えていて、何を忘れているでしょうか。情動が湧く出来事があった瞬間のことは覚えていて、断片的な記憶になっているかもしれません。すっかり忘れていても、クラスメイトの話や写真などを見てよみがえる記憶もあるでしょう。

しかし、中には、どんな刺激を与えても思い出せない情報もあるはずです。恐らくその情報は、もともと強く記憶されていなかったはずです。そして、思い出される機会もなかったため、脳に不要だと判断されてしまったのでしょう。

記憶を保管するネットワークは活性化されると、そのつながりが強化されます。逆に、あまり使われないネットワークのつながりは弱くなります。よく使う記憶は強化され、使わない記憶は劣化していくのです。非常に合理的な仕組みです。

片づけが苦手な人は、使わなくなったものも、いつか必要になるかもしれないと考えて、捨てることができません。その結果、スペースが埋まって新しい物を収納できなかったり、部屋が散らかってどこに何があるのかを見つけられなくなったりという弊害が発生してしまいます。

一方、脳は非情ともいえるほど合理的です。使わない記憶は必要がないと判断して、ネットワークを作るのに必要なシナプスを刈り取っていきます。その結果、ネットワークのつながりは弱くなり、最終的に記憶は失われます。もし、私たちがその様子を目の前で見ることができたら、焦って止めたくなるかもしれません。せっかく覚えたのに、あれもこれも捨てないでほしいと懇願してしまいそうです。大脳新皮質の神経細胞は約１４０億個もあるのだから、取っておいてもいいじゃないかと訴えたくなります。

しかし、ここまで見てきたように、脳は荷物を預けっぱなしのトランクルームではありません。必要なときに呼び出して活用するために、脳は記憶を蓄積しているのです。よく呼び出される記憶と、まったく呼び出されない記憶が同じように保管されていると、素早い情報処理ができません。

せっかく覚えた記憶を消されてしまわないためには、ときどき思い返す必要があります。しかし、記憶が失われることは、私たちにとって悪いことばかりではありません。むしろ、記憶の消去は、生存のために必要な機能です。

脳は、外界からの情報を勝手に処理して分別しています。そのため、起きている間、脳は大量の情報にさらされています。

たとえば、渋谷のスクランブル交差点を歩くと、たくさんの人の顔を目にすると思います。そこに知り合いや有名人でも交じっていない限り、どんな顔があったのかを覚えている人はいないでしょう。しかし、見たということは脳に刺激が入ったということです。通常は、情動も動いていないため、脳は記憶に残すほど重要な情報だと判断しません。しかし、中には、その情報が脳の中にシナプスを作り、記憶として残されてしまうことがあります。

このような記憶は、第3章で説明したように睡眠中に不要なものだと判断されて、消去されてしまいます。そうでなければ、言葉を交わしたこともない、知らない人の顔が次々と記憶に残り、誰かに会ったときも、知り合いなのかそうでないのか、分からなくなってしまうでしょう。

きちんと覚えていた記憶も、思い出さないでいると、少しずつ薄れていきます。そのおかげで、私たちは過去と現在を区別することができます。昨日朝食をとった記憶が、食べた直後と同じように今日もありありとよみがえってしまったら、「もう朝ごはんを食べ終わった」と勘違いしてしまいますが、実際には、そのようなことは起こらないのは、脳に忘れる仕組みが備わっているおかげです。

自分を記憶の実験台にしたエビングハウス

記憶が失われていく様子を、初めて数値化したのが、心理学者のエビングハウスです。彼は1880年代に、記憶を科学的に系統立てて検証しました。

エビングハウスが行った実験方法は、かなり徹底した厳密なものでした。実験対象は自分です。意味を成さないアルファベットの羅列を完全に覚えるまで学習します。そのあとに時間を空けて、同じアルファベットの並びを再検査し、もう一度覚え直すためにかかっ

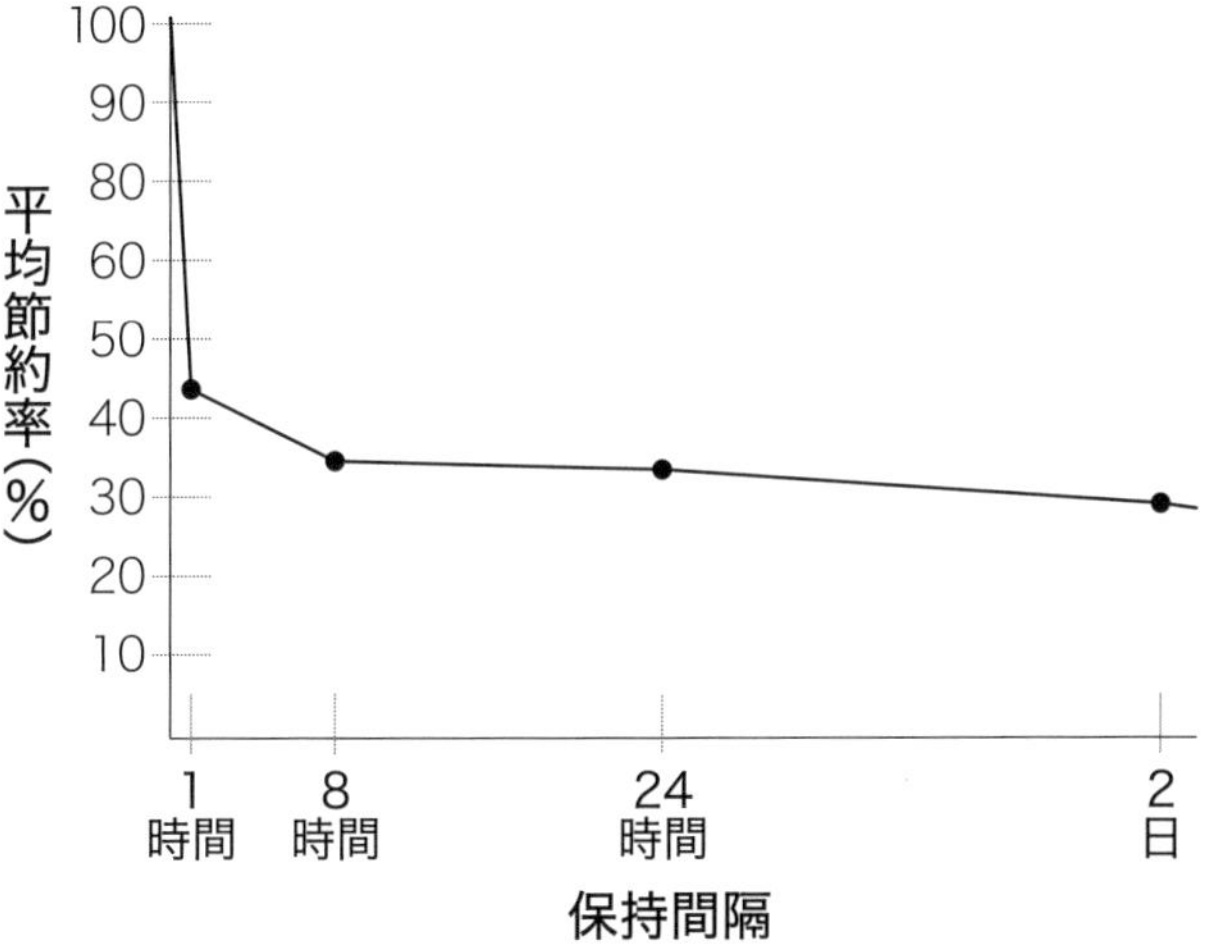

図5-1　エビングハウスの忘却曲線

た時間を記録しました。以前の記憶が残っているほど、覚え直すために必要な時間は短くなります。２回目に覚えるときに、どれだけ時間を節約できたかという「平均節約率」を縦軸にとると、図５－１のようなグラフができあがりました。

平均節約率という言葉がややこしいですが、覚え直すまでの時間が短いほど節約率が高いわけですから、これは時間とともに記憶がどのくらい忘却されていったかを示していることになります。それで、忘却曲線と呼ばれています。

特徴的なのは、最初の忘却がかなり急速に生じることです。１時間後には覚え直すのに30分前よりも倍以上の努力が必要です。しかし、その後は緩やかになり、

8時間後でも2日後でも、節約率にあまり差はありません。

エビングハウスの時代には、まだ、生きている人間の脳の活動を調べたり、動物の神経細胞を操作したりする手段はなかったため、忘却のメカニズムまでは明らかにできませんでした。この実験からは記憶が作られなかったのか、引き出せなかったのか、作られた記憶が消えてしまったのかは分かりません。

しかし、この忘却曲線は記憶が失われ、残った記憶が定着する様子を、私たちに鮮やかにイメージさせてくれます。根気のいる大変な実験を行ったエビングハウスに、心から敬意を表したいと思います。

記憶が消えるとき、脳の中で何が消えているのか

記憶が消えると言うと、何か形のないものが消えていくようなイメージですが、実際はそうではありません。記憶が消えるときには、脳の中で物理的に形のある何かが消えているのです。

記憶は神経細胞のネットワークとして保存されていると、第1章でお伝えしました。また、眠っているときにスパインが刈り取られて記憶が消去されるという話も第3章に登場しました。これらを覚えていたら、何が消えるのかが分かると思います。記憶が消えると

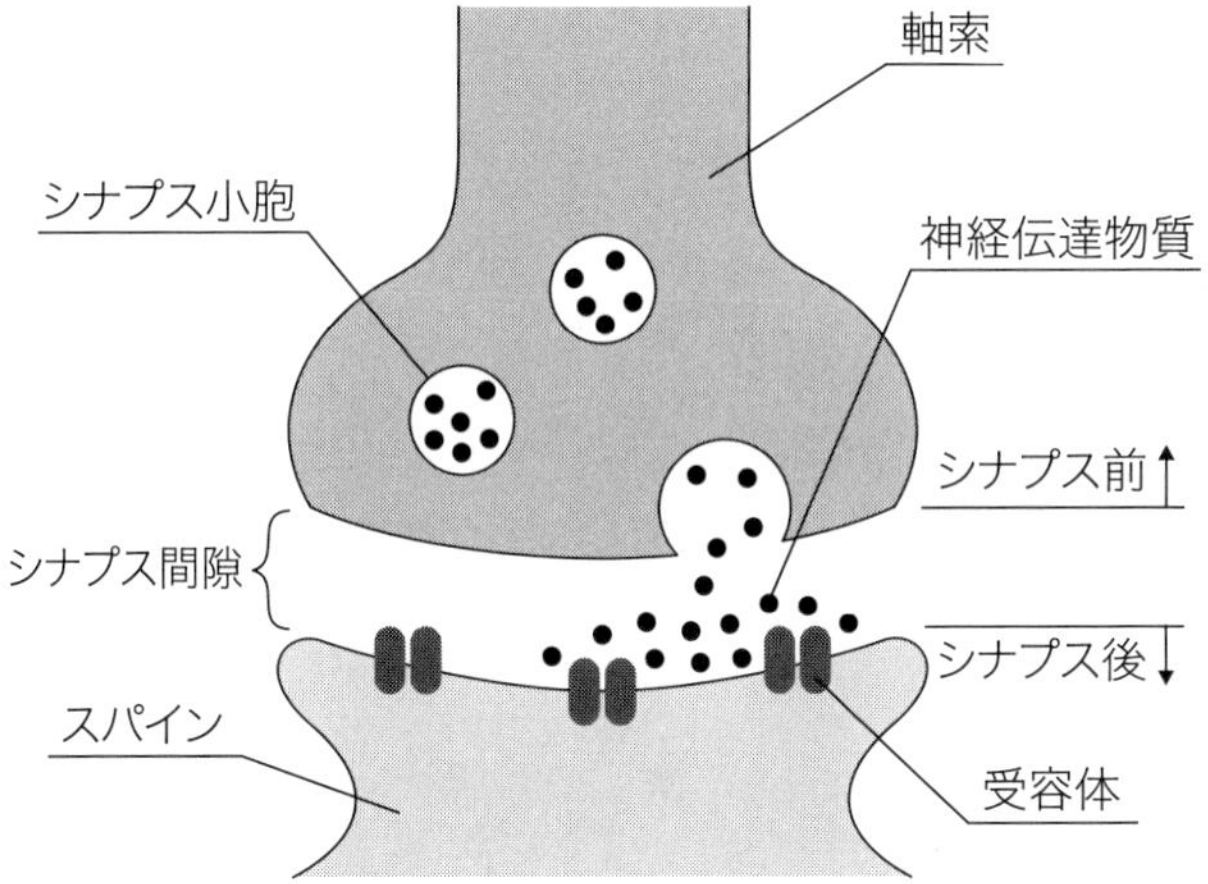

図5-2　シナプスとスパイン

いうことは、ネットワークを形成するのに重要なスパインが消えて、ネットワークが途絶えるということです。細胞自体がなくならなくても、神経細胞同士のつながりが切れたら、記憶はなくなるのです。

神経細胞同士をつないでいるのは、シナプスという構造です。ここまでで何度か登場しましたがもう一度詳しく説明します。

神経細胞と神経細胞はシナプスと呼ばれる、少しだけ隙間を空けた構造によってつながっています。図5－2では結構間が空いているように見えますが、実際は20ナノメーターしか空いていません。ウイルスの5分の1くらいの大きさです。といっても、ウイルスの大きさがピンときませんよね。非常に小さなサイズだということだけイメージしてもらえたらと思います。この狭い隙間がシナプス間隙で、この出力側と入力側間の隙間を合わせた構造のセットがシナプスです。

スパインは神経細胞の入力担当のわさわさした手、樹状突起にある小さな刺です。神経細胞の出力担当の軸索の終末は、このスパインにシナプスを作ります。小さな突起にシナプスを作ることは、記憶の柔軟な仕組みに一役買っています。もし太い枝に直接シナプスを作ってしまうと、開通も消去も大変な手間がかかります。スパインに接続するだけであれば、スパインを刈り取れば終わりです。またこのスパインの大きさや数を変えれば、情報の通りやすさを調節することができます。スパインは小さな構造ですが、脳の働きの柔軟性を担う重要な突起なのです。

劣化しやすい記憶

記憶が失われていくメカニズムの話をしましたが、「失われる」というのは小さな要素に分解したレベルでの話です。私たちが記憶としてイメージするのは、ひとつの経験のエピソードです。そのような記憶の話をする場合は、失われるというより、「劣化する」と表現した方が実態に合っているかもしれません。時とともに、部分的に端っこがぼろぼろと壊れ、解像度が悪くなっていくイメージです。

記憶の劣化は、大きく2種類に分けることができます。保管している記憶そのものの劣化と、それらを呼び出すインデックスの劣化です。どちらにしても思い出すことができないので、脳の持ち主にしては同じことです。また、どちらかだけが起こるというわけではなく、多くの場合は両方が起きているはずです。しかしここでは、説明の便宜上、保管した記憶の劣化とインデックスの劣化を分けてみました。

まず、保管している記憶が劣化する場合です。機械の場合は、使いすぎによって劣化しますが、記憶の場合、よく使っていれば劣化しません。引き出されることもなく、ずっと放置されていると、だんだん劣化していきます。

たくさんのスパインと神経細胞で作られた記憶なら、少しくらいスパインがなくなったり、神経細胞に欠員が出たりしても、記憶に影響はないかもしれません。しかし、しっかりと覚えていない、印象の薄い記憶は、劣化によってなくなってしまいます。

もうひとつは、呼び出しの劣化です。海馬は記憶を引き出すときにインデックスの役割を担っていますが、そのインデックスのネットワークも使わなければ劣化していきます。保管している記憶が無事でも、引き出す紐が切れてしまっていたら、思い出すことができません。そうして思い出されなくなった記憶も、やがて劣化してしまいます。とはいえ、別の紐に引っ張られて思い出すことはあります。複数の紐に結び付けられている記憶は、劣化しにくいのです。

つまり、劣化が起こりにくい記憶はエピソード記憶で、起こりやすい記憶は、意味記憶です。意味記憶は、ここまでに何度か登場しましたが、固有名詞や名前、数学の公式などの意味と言葉が一対一で結びついているような、知識系の記憶です。

高校生のときに二次方程式の解の公式を習ったことを覚えていますか？　習ったことは覚えているけれど、解の公式そのものは忘れている人が多いと思います。「習ったこと」というのはエピソード記憶で、「解の公式」自体は意味記憶です。

「二次方程式の解の公式を習った」というエピソード記憶は、複数の要素で成り立っています。たとえば、シャーペンで答案に式を書いていた手の感触、数学の先生の教え方、塾の雰囲気などです。それらの記憶の一部のつながりが弱くなっていても、他の記憶が呼び出される刺激で思い出すことができます。思い出すための紐がたくさんあるのです。

しかし、一方、二次方程式の解の公式そのものの記憶は、二次方程式を解くときにしか使いません。高校を卒業して今に至るまで、何年も使ったことがないから当然です。長い間使わなかったせいで、せっかく覚えた二次方程式の解の公式の記憶は劣化し、引き出せなくなったのです。現役の高校生のときは、きっと覚えていたはずです。せっかく獲得した意味記憶をなくさないためには、定期的に思い出して、劣化させないようにメンテナンスをする必要があるのかもしれません。

ネットで解の公式を見つけてみてください。「あっ！」とすぐに思い出せた人は、保管された記憶は無事ですね。インデックスだけが劣化していたのでしょう。

記憶は思い出すたびに変容する

さまざまな角度から記憶について説明してきましたが、記憶は失われるだけではありません。記憶同士が干渉し合い、変容するのです。

記憶の変容のメカニズムについて説明するために、記憶の本当の姿をもう少し詳しく説明しましょう。

長期記憶は大脳新皮質の神経細胞のネットワークに保管されていると説明しましたが、思い出ごとに1つにまとめられて、1ヵ所に保管されているわけではありません。要素ごとにバラバラに別の場所に保管されています。そして、思い出すたびにそれぞれの保管場所から呼び出されて、ひとまとまりの記憶として再構成されるのです。

なぜ、そのような仕組みになっているのでしょうか。

それを説明するために、少し長めのたとえ話におつきあいください。

たとえば、ある日、憧れの人と初めて話して心がときめいたとします。情動が動いたので、強い記憶が形成されます。この経験には、「ときめいた」というだけでなく、たくさんの情報が含まれています。その人の顔の表情、服装、話した場所、交わした言葉、自分の内から湧いた感情、何月何日の何時の出来事だったか、なぜ会話をすることになったのかなど、です。

そのさまざまな情報を「憧れの人と初めて話した記憶」として、1つの箱に入れて保管しておけば、いつでも取り出せて便利そうです。でもそれは、「憧れの人と初めて話した記憶」を思い出して眺めるという用途には適っていますが、応用が利きません。記憶の本来の目的を達することができないのです。

記憶は、未来に役立てるための貴重なデータベースです。未来の生存確率を少しでも上げるために、脳は苦労して情報を取り込み、取り込んだ情報を取捨選択して整理し、記憶として保管しているのです。記憶があれば、過去に経験したのと似たような出来事があったときに、より適切な対処方法を考えることができます。

しかし「憧れの人と初めて話した記憶」をひとまとまりにして箱に入れていたら、同じ人物と同じ状況で同じように話したときにしか、活用することができません。たとえ同じ人と次に話すことがあっても、そのときは、「初めて」ではなく「2回目」です。「憧れの人と初めて話した記憶」は役に立ちません。まったく同じ状況が繰り返されることは、タイムリープでもしない限り、あり得ないのです。

　では、この記憶を箱から出して、要素ごとにバラバラにして保管していたらどうでしょうか。「憧れの人と話した記憶」「人と初めて話した記憶」に分類していれば、憧れの人と2回目に話すときは「憧れの人と話した記憶」をふまえてもっとうまくやれそうです。また、別の人と初めて話す機会があったときには「人と初めて話した記憶」を活用して、どの話題を選べば親しくなりやすいかなど、より適切な方法を考えられるかもしれません。

　ひとまとまりに保管しない方が、応用範囲が広がります。実際には、脳は、もっともっと細かく分けて保管しています。そして、さまざまなシチュエーションに応用できるように備えているのです。

　第3章でも使ったたとえですが、記憶はオーケストラに似ています。オーケストラの音楽を作るのは、いろいろな楽器の奏者たちの奏でる音です。大勢の奏者によって奏でられる曲が、ひとまとまりの記憶です。

　記憶Aを担当する奏者たちが集まったオーケストラ、すなわち神経細胞のネットワークがあって、記憶Aを呼び出すときには各々のパートが演奏を始めます。

　何度も演奏される曲は、団員たちの結束が固く、曲を間違えることはないでしょう。演奏するたびに、その曲の演奏技術も上達します。思い出せば思い出すほど、記憶は強化されていきます。

ただし、奏者たちを毎回呼び出して、その場で再構成するこの方法は、とてもあやういものでもあります。なかには複数の曲を掛け持ちしている奏者もいます。その奏者が演奏を始めたことで、本当は別の曲なのに自分の番だと勘違いして演奏を始めてしまう奏者も出てくるのです。また、自分の番を忘れている奏者もいるでしょう。曲の中の出番が少ない奏者、紐づけの弱い記憶です。こうして思い出の一部だけが思い出せないということも起こります。

しかも、このようなことを繰り返していくと、本来とは別の奏者が間違って演奏した曲や、多くのメンバーが欠けた曲のほうが上達してしまい、元々の曲自体が変わってしまうのです。

「プライミング効果」と「フラッシュバルブ効果」

記憶が変容するメカニズムはいくつか考えられていますが、ここでは、「プライミング効果」について説明します。

プライミング効果は、事前に見聞きしたことが、その後の記憶に影響を与える現象です。

1974年に米国の研究者らが、次のような実験を行いました。実験協力者に交通事故の動画を見せた後に、「現場に、割れたガラスは落ちていたか」と質問します。動画を見ていた人たちはガラスに特に注意を払っていないため、本当は「落ちていなかった」が正解ですが、「落ちていた」と回答する人も現れます。

では、この協力者たちを2つのグループに分けて動画を見せ、割れたガラスが落ちていたかという質問をする前に、ぶつかった車の様子を説明する単語を変えたらどうなるでしょうか。ひとつのグループには「当たった（hit）車のガラス」、もうひとつのグループには「激突した（smashed）車のガラス」という言葉を使って質問しました。その結果、「激突した」と説明されたグループでは、ガラスが落ちていたと回答した人数が、「当たった」と説明されたグループの答えの2倍以上になりました。

記憶が事後情報によって変容したのです。

記憶の変容について、もうひとつの興味深い例が、「フラッシュバルブ」に伴う変容です。フラッシュバルブは、社会や個人にとって重大な出来事が起こったときに、まるでカメラのフラッシュを焚いて写真を撮ったかのように強く記憶してしまう現象のことを指します。たとえば、東日本大震災のときに、直接被災をしていなくても、地震が起きたときに自分がどこで何をしていたのか、とても細かいことまで鮮明に覚えているという人は多いのではないでしょうか。それらは、覚えている本人にとっては、確固とした記憶です。

しかし、研究によって、フラッシュバルブ記憶では、中心となる出来事は覚えていても、それほど重要でない記憶は変容してしまうことがあると分かりました。

中国の研究グループが大学生に四川大地震が起こったときの記憶を、地震から1年後と2年後に調査し、2012年に論文で発表しました。地震のときに「どこにいたか」という質問の答えは、2年経っても変わりませんでした。しかし、「何を着ていたか」というような地震とは直接関係ない周辺情報の記憶は、調査の1年後と2年後では変化していました。

なぜそのようなことが起こるのか、はっきりとは解明されていませんが、フラッシュバルブ記憶を持つ人は、そのときの自分の記憶を過信しているという特徴があります。これだけ強烈な出来事なのだから、間違っているはずがないと思ってしまうのかもしれません。印象に残る出来事だからこそ、一部の記憶が変容してしまうこともあると知っていれば、誰かと記憶の食い違いで気まずくなってしまうことを避けられるかもしれません。

変化に対応する脳の戦略

干渉という言葉は、日常生活では他人に口出ししたり指図したりする意味でよく使われます。「自立した社会人になったのに、親があれこれ干渉してきてうるさい」といった具合にです。しかし、記憶の干渉といっても、記憶があれこれ指図してくることではありません。物理学の用語としての干渉です。

物理学でいう干渉は、2つ以上の同じ種類の波が重なって、互いに強め合ったり弱め合ったりする現象のことです。波の山同士がぶつかれば強め合いますが、山と谷がぶつかると弱め合います。

記憶は波ではないので、物理学の干渉とは違いますが、新しい記憶が入ってきたときに過去に似たような記憶があると強め合ったり弱め合ったりする現象のことを指すので、記憶の干渉と呼ばれています。

この概念が提唱されたのは、1900年ごろです。物事を記憶した後で、別の物事を記憶する作業を行うと、その作業を行わない場合に比べて最初の記憶の保持が低下する現象が見つかり、これが記憶の干渉説になりました。なぜこのようなことが起こるのか、はっきりとしたメカニズムはまだ明らかになっていませんが、互いに類似した記憶ほど干渉が起こりやすいという性質が分かっています。

干渉作用は記憶ができない場合（抑制）と記憶する助けになる場合（促進）の2種類があり、抑制の方が起こりやすいことが分かっています。

さらに、「順向干渉」と「逆向干渉」があります。すでに記憶している古い記憶が、新

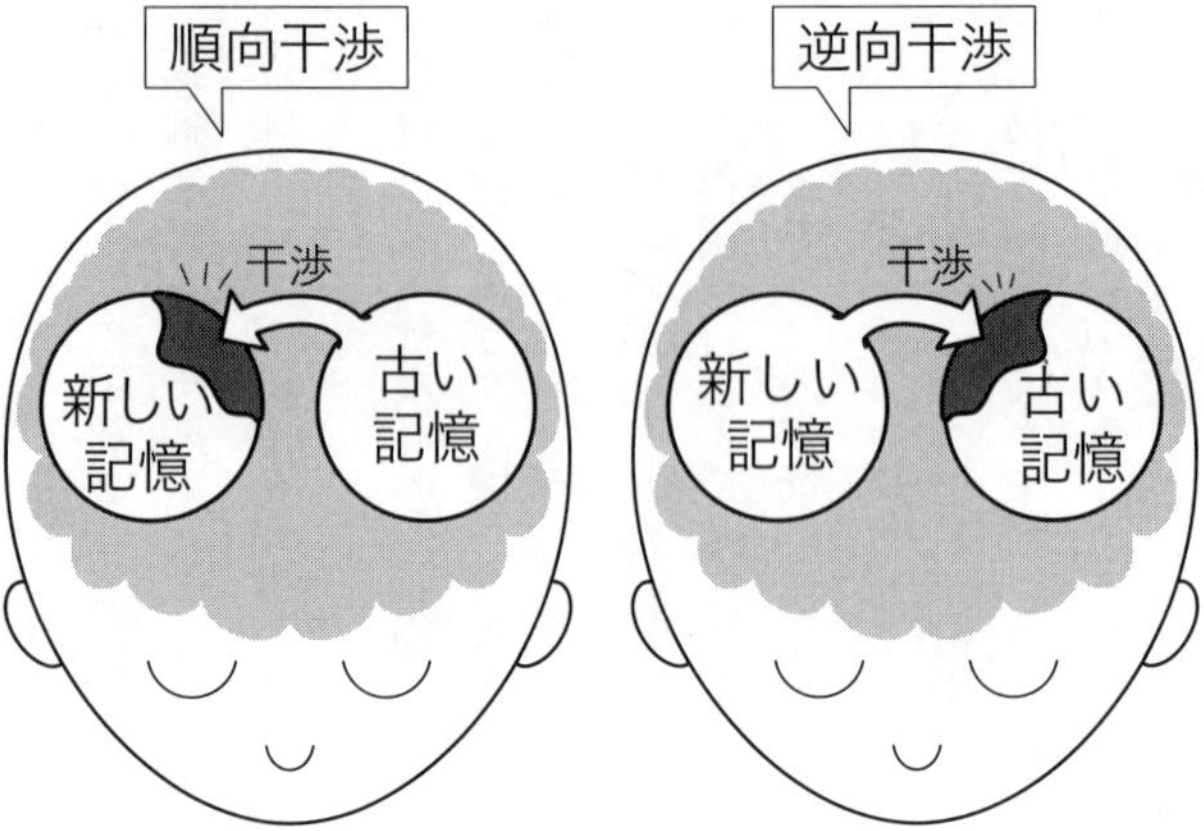

図5-3　順向干渉と逆向干渉

たに入ってきた情報の記憶に干渉するのが順向干渉で、新たに入ってきた情報がすでに記憶している情報に対して干渉するのが逆向干渉です（図5－3）。

たとえば、干渉によって記憶が抑制される例を考えてみましょう。すでに似たような名前の人の記憶があるせいで、新しい人の名前を覚えられなかったり、同じショッピングモールに午前と午後の2回行ったせいで、午前に停めた駐車場の位置の記憶が干渉して、午後に停めた場所が分からなくなったりする現象が、順向干渉による抑制です。

逆向干渉による抑制は、すでに30個のビジネスに関する英単語を覚えたのに、続けてもう30個、同じジャンルの英単語を覚えたら、前に覚えていた単語を忘れてしまう現象です。

詳細なメカニズムは分かっていなくても、この現象を日常生活に応用することはできます。たとえば、勉強をするときに、同じ科目をずっと長く勉強していると、似た記憶同士の干渉が起こり、記憶の形成が妨害されます。1日かけてひとつずつ教科を制覇していくよりは、1日のうちで時間を区切って異なるジャンルの教科を順番に行った方が効率が良いはずです。学校の授業の時間割はそういった考えで作られているのかもしれませんね。となると、予備校の短期集中講座や大学の集中講座は、記憶に関しては効率が悪いということになりますが、みなさんの実感としてはどうでしょうか。

思い出すたびに変容するだけでなく、他の記憶によっても変わってしまうなんて、記憶というものはずいぶんいい加減な仕組みのように感じられます。

実際に脳は、コンピュータと違って、正確性や再現性に欠けています。脳のように、呼び出すたびにデータが変わっていくコンピュータがあったら、困ります。面白そうなので、ちょっと使ってみたいですが、仕事に使うことは恐ろしくてできません。

しかし、脳にとっては、このメカニズムの方が合理的なのです。昔の記憶を少しも変わらずに保持しているだけだったら、変化する環境に対応することができません。最新の情報を取り込み、古い記憶と照らし合わせ新しく解釈して新しい記憶を作っていくことで、新しい環境に対応できるのです。その時に読み出された古い記憶も、新しい記憶の影響を受けて変容します。使われない記憶は、だんだん読み出せなくなり劣化し、シナプスは他の記憶に使われていきます。

記憶の干渉も、新しい記憶を過去の似た記憶と関連させることで、効率よく使える記憶として変化させているのです。

このように常に変化し続けることで、生存競争に勝ち残ってきた脳の戦略は、私たちも見習うべきところがあるかもしれません。昔のやり方を貫くだけでは、時代に取り残されてしまいます。かといって、新しいものに次々飛びついて古いものを捨ててしまえば、進歩することはできません。

これまでのやり方にこだわるのではなく、新しいものが入ってきたら、比較検討して、新しいものの良さを取り入れる。そして、判断基準そのものを変化させていく。この柔軟さが、脳の作り出す記憶の最大の強みです。

脳は敢えて、変わらないことより変わることを選んだのです。これは想定外の環境変化があることを想定した、脳の素晴らしい生存戦略です。そのおかげで、私たちは数万年前と同じ設計図で、まったく違う世界を生きることができているのです。

変容してしまった記憶は戻らない

人間の記憶は正確ではありません。いとも簡単に偽の記憶を植え付けることができる研究も知られています。

このことは、「証言」をもとに犯罪者を裁く法廷の場で悲劇を生みます。目撃者の記憶は、事件後に新たに知った情報によって変容する可能性があります。また、本当は犯罪行為をしていないのに、自分がやったと自白をしてしまうケースが多くあります。そんなことをしたらやってもいない罪に問われてしまうのに、です。これは、ストレスのかかる状況で尋問されたからだけではありません。状況を説明され、自分が犯人であるストーリーを聞かされることで「自分はやっていない」という記憶が「もしかして、やったのかもしれない」と変容する場合もあるのです。

問題なのは、いったん記憶が変容してしまうと、何が本物なのかが分からなくなることです。現在では、記憶による証言のあやうさが問題視されており、DNA鑑定などの客観的な証拠も合わせて検討されています。しかし、目撃者や被害者の証言しか、証拠となるものがなかった場合は、どうしようもありません。誘導的な質問や、先入観を与える情報などで、記憶が変容してしまった場合、本当の証拠はもう二度と手に入らないのです。

特に子どもが証言者だった場合、大人の誘導によって記憶が変わってしまったら、それが本当の記憶なのか、偽物の記憶なのか、本人も周りの大人も区別することはほぼ不可能です。

人の記憶はもともと不確かなものであると知っておくことは、自分の身を守るうえでも大切でしょう。今は簡単に写真を加工できます。もしあなたが写っている見覚えのない写真を見せられて、あなたがそこでどのように過ごしたのかを、まことしやかに語られたら、もしかしたらそうだったかもしれないと、あるはずのない記憶を「思い出す」かもしれません。

何やら恐ろしい話になってしまいました。そのような犯罪に巻き込まれることがなくても、記憶違いによるトラブルは日常的に起こります。

こちらは覚えているのに、相手は覚えていないと言い張ったり、まるで違う記憶を語ったりしたとき、私たちは相手を「嘘つき」と見なしてしまいがちです。しかし、相手は嘘をついているのではないかもしれません。相手の記憶の中ではそれが本当なのです。

同じ経験をしていても、脳の中の処理はひとりひとり違います。さらに、その後の保管状態もひとりひとり異なるのです。

記憶によるトラブルを防ぐためには、あらかじめ客観的な証拠を残しておくことが重要でしょう。そのような証拠がない場合は、言い争いをしても仕方がありません。記憶は変容していくものだということを伝えて、穏やかに話し合いましょう。そのときに、相手にもこの本を読んでもらうと、事態はスムーズに運ぶことでしょう。

忘れられないと、どうなるか

第2章の情動の働きのところで説明したPTSDも、つらい記憶を忘れられないことが患者を苦しめます。通常なら、時間が経てばつらい記憶も薄れていくはずなのに、いつまでも苦しいままです。つらい体験をしたのは1回だけのはずなのに、強い記憶がよみがえるせいで、何度もまた同じ体験を味わうことになるのです。

忘れられないことで日常生活に障害が起こる記憶障害の例はあるのでしょうか。

現在、世界には少数ながら、ハイパーサイメシア（超記憶症候群）と呼ばれる人がいることが、分かっています。彼らは自分に関するエピソード記憶をかなり鮮明に覚えています。しかし、学校の勉強にその記憶力が活かされることはありません。また、嫌な体験を忘れることができないというデメリットもあります。ただ、世界でまだ62件しか報告されていないため、そのメカニズムは謎に包まれています。

他にも、特定の物事にだけ驚異的な記憶力を発揮するサヴァン症候群と呼ばれる人たちがいます。彼らは自閉症スペクトラム障害や知的障害などを持っているため、生活に障害は生じていますが、その記憶力によって自身の才能を開花させていますので、忘れられないこと自体は障害とはいえないかもしれません。

サヴァン症候群という名前は知らなくても、映画やドラマの中で見かけたことがあるかもしれません。特別な才能を持ったサヴァンが活躍するシーンを一度は目にしたことがあるのではないでしょうか。

サヴァン症候群を一躍有名にしたのは、映画『レインマン』（1988年）でしょう。自閉症スペクトラム障害の兄をダスティン・ホフマンが、自由奔放な弟をトム・クルーズが演じました。

1997年制作の異色サスペンス映画『キューブ』では、知的障害を持ちながら瞬時に複雑な計算をやってのける青年が活躍します。

2013年に放送された韓国のドラマ『グッド・ドクター』はアメリカや日本でもリメイクされるほど、人気のドラマになりました。自閉症スペクトラム障害の青年外科医は、人体の構造を精密に思い浮かべることができ、その特異な才能で難しい手術をこなします。また、2022年にも、自閉症スペクトラム障害の女性弁護士を描いた韓国のドラマ『ウ・ヨンウ弁護士は天才肌』がヒットし、日本でも人気が出ました。このヒロインは全ての法律を暗記していて、その記憶力で他の弁護士にはない才能を発揮します。

サヴァン症候群は、フィクションの世界だけでなく、現実に存在します。

街並をさっと見ただけでビルの細部まで写真のように描き起こすことができたり、一度聞いただけの曲をすぐにピアノで再現できたり、一度、読んだ本を一字一句間違うことなく完璧に記憶していたり、複雑な計算を瞬時にやってのけたりと、信じられないような能力を発揮する例が報告されています。しかも彼らの中には、光景や音楽を模写するだけではなく、創作意欲を発揮し、芸術的な作品を作り出す人もいます。

能力も分野も人によってさまざまですが、たいていの場合、彼らの並外れた記憶力は特定の狭い分野にだけ発揮されます。

いったいなぜ、彼らが驚異的な記憶力を発揮できるのか、そのメカニズムについては、現在もまだ解明されていません。しかも、ひとくくりにサヴァンといっても、ひとりひとりの能力や状態はさまざまです。認知症といっても、原因には血管性のもの、遺伝性のもの、外傷性のものなどさまざまあるように、サヴァンとなった原因も、ひとりひとり違う可能性があります。ただでさえ珍しいのに、それらの人たちが同じ原因ではないとしたら、サヴァン症候群の脳のメカニズムを解明することは、かなり困難です。

『レインマン』のモデルになったキム・ピークは、これまで読んできた1万冊以上の本を一字一句、ほぼ間違いなく記憶していました。また、一度聞いた音楽も完璧に覚えていました。

キムの脳は、「脳梁」という右脳と左脳をつなぐ神経線維の束が生まれつき欠落していました。右脳と左脳は脳梁を介して常に連絡を取り合っている大事な部位ですが、なくても生命活動の維持には支障がありません。てんかんの治療のために脳梁を切断した患者もいるくらいで、彼らは右脳と左脳が分離している「分離脳」患者と呼ばれます。

分離脳患者がサヴァン症候群になったという例は聞かないため、脳梁がないことがサヴァンの能力を開花させるというよりは、生まれつき存在しないせいで、右脳と左脳の成長や使い方がアンバランスになってしまった結果なのかもしれません。

サヴァン症候群の脳では左脳の機能が損なわれており、それを補うために右脳の能力が発達したという仮説があります。実際、サヴァンの驚くべき技能は、右脳の能力に関するものです。この説を後押しする興味深い事例として、事故や認知症で左脳の前頭葉と側頭葉に障害を負い、後天的にサヴァン的な能力に目覚めた人がいることが挙げられます。これまで絵を描いたことがなかった人が、すばらしい絵画を描くようになったのです。

他の仮説として、サヴァンの人は手続き記憶の能力が発達していて、通常の脳とは違う方法で記憶をしているのではないかという説があります。本の内容や音楽などは通常は意味記憶やエピソード記憶として処理されますが、手続き記憶の経路で保存されることで、より忘れにくい記憶となります。

私たちの脳にもサヴァンの人たちの驚異的な能力が眠っていて、抑制されているだけなのかもしれません。しかし、サヴァン症候群の多くは、重度の知的障害や自閉症スペクトラム障害を伴い、介護が必要です。ひとりでは社会生活が送れなかったり、健康を維持することが困難な場合もあります。キム・ピークも生きていくためには父親の介護が必要でした。

いつも協調して働いている脳のバランスが崩れた結果、超人的な脳の能力が現れたのです。

サヴァンの人たちに比べて、私たちは忘れることが得意です。本を読んでいるときは、目という感覚器を通して、本の一字一句が脳の中に入ってきています。しかし、それをそのまま記憶したりはしません。何が書いてあるのかを理解し、その理解した内容を自分なりに要約し、すでに頭の中にある記憶と結び付けて編集して、脳の中に保存し、それ以外の情報は忘却しているのです。

何を記憶するかを選ぶことは、何を忘れるかを選ぶことでもあります。私たちの脳が、何を思い出せないのかを知ることは、私たちが生き延びるために必要なものを知ることにつながります。

忘れるというのは、私たちが長い人生を生きていくために不可欠な働きです。

辛い思いをしても、いつかはその記憶も薄れていきます。しかし、記憶は何度も反芻することでより強く刻まれます。わざわざ嫌な記憶を思い出して愚痴を言ったり、ネガティブなことばかりを考えたりしていると、その記憶はなかなか薄れることがありません。さらに、脳のマインドセットも、ネガティブな物事のネガティブな面に強く反応するようになってしまいます。辛い出来事を自分なりに分析して教訓を得たら、後はできるだけ考えないようにして、忘れてしまうのがよいでしょう。

◎第5章から学ぶ　記憶力向上のポイント

どうしても忘れたくない記憶は、定期的に思い出す。

コラム

人工的に記憶を操作する——光遺伝学

第5章では記憶は変容しやすいという説明をしました。記憶は私たちが生存するために必要な重要な資産です。お金や物は奪えても、頭の中の資産は誰にも奪うことができません。

しかし、昨今の研究で、人工的に記憶を消したり植え付けたりできることが分かってきました。神経細胞を破壊することなく、特定の記憶だけをピンポイントで操作するのです。

これは、マウスの特定の神経細胞を光で操作する「光遺伝学」という手法で行われた研究から分かったことです。光遺伝学は光でタンパク質を制御する手法のことで、光学と遺伝学が融合した研究分野です。この分野が神経回路を調べるうえで、非常に活躍しているのです。

具体的にどのような方法で行われるのかを、簡単に説明していきます。

まず、光を当てると活性化して神経細胞の活動を制御できる特殊なタンパク質があることを覚えておいてください。このタンパク質を神経細胞に埋め込むと、光を当てるだけで神経細胞の活動をオンにしたりオフにしたりできるようになります。

さて、この神経細胞を生きているマウスの脳内に作ることができれば、光を当てるだけで、生きたマウスの脳を操作することができるわけです。

マウスの脳内に特殊な神経細胞を作り出す方法は、大きく分けて2つあります。ひとつは、遺伝子組み換えの手法を使って、この特殊な神経細胞を脳内に持つマウスを誕生させる方法です。もうひとつは、マウスの脳に、光で操作できるタンパク質の遺伝子を持ったウイルスを感染させることです。

どちらも何やら恐ろしそうな方法ですが、遺伝学の分野ではこのように動物の遺伝子を改変する実験方法が確立しています。

あとはマウスの頭蓋骨に小さな穴を開け、光ファイバーを挿入するだけです。光によって、特殊なタンパク質を持った神経細胞を操作できるマウスの出来上がりです。マウスは頭にキャップを被ったような状態で、自由に動き回ります。そして実験者が光ファイバーのスイッチを押して、マウスの脳内に光を当てると、あらかじめ仕込まれていた神経細胞が活動したり、または活動が抑制されたりします。

この実験システムによって、神経細胞の活動と行動の直接のつながりを観察することができるようになりました。部屋Aで起きた恐怖体験を記憶している神経細胞を、部屋Bにいるときに活性化させて、部屋Bもまた恐ろしい場所だと偽の記憶を植え付ける研究や、すでに出来上がっている記憶を消去できることを証明した実験も行われています。

光遺伝学が開発される前は、マウスの脳に細い電極を入れて細胞を刺激するといった方法でよく研究が行われていました。その場合、電極の刺激は周辺にあるさまざまな細胞を一緒に活性化してしまいます。しかし、光遺伝学なら特定の細胞だけを刺激することができます。より精度の高い研究ができるようになったのです。

この光遺伝学によって、記憶の脳内メカニズムもいろいろ見えてきました。

新しい研究ツールが誕生すると、研究は大きく進展します。今後の脳研究の成果もぜひ楽しみにしていてください。

第6章　記憶という能力の本当の意味

ストーリー　目覚めた女

いつまでここにいなくてはならないのだろう、と思って、女はため息をついた。女が過ごしているのは、外界から隔離された病院の個室だった。顔を合わせるのは病院のスタッフだけだ。窓には太い鉄格子がはまっていて、その隙間から空が見える。窓は開かないため、下を覗き見ることもできない。

トイレもシャワーも個室内にあり、食事もきちんと運ばれてくる。リクエストをすれば、おやつを食べることもできる。

監獄にしては、随分と待遇がいい。

ただ、奇妙なのは、外界からの情報を完全に遮断されている点だった。ネットもスマートフォンも、使うことは許されていない。部屋にモニター画面はあるが、テレビ放送などは受信できない。いくつかの映画やドラマを見ることはできる。

看護師は雑談に応じてくれるが、この建物の外の様子についての話は一切口にしないし、質問をしても答えない。そう訓練されているのだろう。

「いつまでここにいるのかな」

なるべく気楽な声に聞こえるように、女は言った。看護師は優しく応じる。

「まずは身体が回復してからです。まだ杖なしで歩くこともできないじゃないですか」

その通りだった。目覚めたとき、女は寝返りを打つこともできなかった。少しずつリハビリをして筋肉をつけて、ようやく這うようにして歩けるようになったところだ。まるで赤ん坊からやり直しているみたいだった。

「身体を療養しないといけないのは分かるけど、何だか情報統制されているみたい」

「あなたのためなんです」

看護師はにこりと笑った。女はため息をつく。もう聞き飽きたセリフだった。

目覚めたとき、女の身体は、たくさんの管につながれていた。朦朧とした意識の中で、何度も眠りに落ちたり目覚めたりした。なぜそんなことになっていたのかも、まだ聞かされていない。恐らくあの場所は集中治療室で、何か大きな病気か事故にあって生死の境をさまよったのだ……と女は自分の状況を理解していた。

身体につながっていた管が取れ、この部屋に移されたとき、医師からは「情報統制のようなことをするのは、あなたのためなのだ」と、説明があった。

「私たちは、あなたにとってショックな出来事をいくつも知らせる必要がありますが、その知らせ方がまずいと、あなたを絶望させ、自死に追い込んでしまうことを、経験上分かっています」

「経験上？」

「これまでに35人が亡くなりました。処置が済んだあとの全員です。我々としても、もう犠牲者は増やしたくありません」

医師の話し方は、まるで研究報告をしているかのようだった。そのドライな口調が、女を妙に安心させた。

「私の家族は？」

誰も見舞いにこないことを不審に思っていた女は、ついに尋ねた。そして、その答えを聞きたくないと思った。案の定、医師は首を振った。

「誰も？」

医師が頷く。

胸が締め付けられる。女には、小さな息子がいた。夫もいた。一緒に事故に遭ったのだろうか。女はやすやすと絶望しかけたが、医師の目を見てハッとした。こんなことはまだ絶望のうちにも入らないと、その目が語っていた。

これより深い絶望とは、いったい何があるのだろうか。

女には想像もつかなかった。だが、状況を少しずつ受け入れたほうがいいという、医師たちの方針に従うことにした。35回の失敗をふまえたうえで、彼らが最善を尽くしてくれるのだ。自分にできることはない。そう開き直ると、気が楽になった。

そんなことを思い返していると、看護師がめずらしく話しかけてきた。

「200年前に作られた精密機械が、今でも使えることってあるんでしょうか」

急に何を言い出すのかと女は驚いた。モニターから古い映画が流れていたせいかもしれない。どっちみち暇だったので、女は、その話に乗った。

「200年前といったら、1800年代ね。確かその頃、写真が発明されたはず。大きな装置を使って、何時間も露光させてようやく1枚のぼんやりとした写真が撮れる。今でも使えるといえば一応は使えるけど、写真として使い物になるかと問われたら、答えはノーかな。もっと高解像度のものを一瞬で撮れるもの」

看護師は興味深そうに女に向き直った。

「あなたは脳の研究者だと聞きました」

「……そうかもしれない」

女はあいまいに答えた。看護師に言われたら、そんな気がしてきた。脳のどこかに靄がかかったみたいで、自分の記憶に自信がなかった。

「200年前に作られた脳は、今でも使えるのでしょうか」

「200年間、働き続けるかということ?」

「いえ、そうではありません。たとえば、200年前の人をここに連れてきたとして、世界がまるで一変していても、その人の脳は、使い物になるのでしょうか」

「面白い質問」

女は笑った。目覚めてから初めての笑顔だった。

「十分、使い物になると思う。脳は柔軟だから。200年どころか、2万年前の人間を連れてきても、その脳は、現代の環境に適応できると思う。なにしろ、私たちの脳の設計図は2万年前からずっと変わっていないんだもの」

「なるほど」

いつの間にか看護師の横に、医師が立っていた。

「脳はそんなにも柔軟なのに、なぜ、人は変化に弱いのでしょう。彼らはもっと、自分の脳を信じて、脳に委ねればよかったのに」

「彼らって?」

女が聞き返すと、医師の表情に影が差した。

「変化しすぎた200年後の世界に絶望して自死した、35人のことですよ」

女はゆっくりとあたりを見回した。

ここが200年後の世界だというのだろうか。

「この建物はあなたの時代を再現するべく作られています。食べ物や家具も同様です。そして医療スタッフは、あなたの時代の服装、言葉、習慣を学んでいます。でも、本当の世界は違います。あなたの想定外の世界が広がっているのです。ですが、あなたの言う通り、あなたの脳は、この世界に対応できる能力を持っているでしょう。人の脳は想定外の環境変化を想定して設計されているわけですから」

徐々に女の記憶がよみがえってくる。200年前、女は、不治の病に冒された。治療法が確立されている未来に目覚めるために、女は、自身を冷凍保存する道を選んだ。恐らく、医師の言う35人も女と似たような事情なのだろう。そこまでして生に固執した人間が、絶望して死を選ぶほどの世界の変化とは、いったいどういうものなのだろうか。

「これだけは、忘れないでください。あなたは自分でこの状況を選びました。私たち財団は、絶望させて自死させるために、200年もあなたたちの身体を管理してきたわけじゃありません」

明日から少しずつ、外の状況をお知らせしますと言って、医師たちは病室を出ていった。

誰もいなくなった部屋で、女は静かな気持ちで決意した。

——自分の脳を信じてみよう。

脳は柔軟だなんて、単にそう聞かされた知識をしゃべっているだけだった。実際は、どこまで柔軟なのか。ある意味、自分が実験台だ。この世界の科学者も論文を書いて発表するのだろうか。もしそうなら、200年前の人間の脳の現代への適応について、いくつか論文を書けそうだ。

そういえば、女の身体からは痛みも不快感も消えていた。200年前、あれだけ望んでいたことが、今はかなっているのだ。女は目覚めてから2回目の笑みをこぼした。明日から何が起こるのか。怖いけれど、少し楽しみだった。

記憶に関わる脳の部位と情報の流れ

ここまで脳の働き方別に記憶の仕組みを見てきました。今度は、第5章までのまとめも兼ねて、情報が記憶になるまでの流れを説明してみたいと思います。

ここで初めてしっかりと説明する脳部位があります。脳の奥深くにある「視床」です。記憶に関しては、外部から入ってきた情報を大脳新皮質と大脳辺縁系に仕分ける、交通整理担当の脳部位です。

第2章で脳は増築されながら進化しているという説明をしましたが、視床は一番原始的な生命活動を司る脳部位に属しています。

視床の働きはいろいろありますが、記憶に関しては、嗅覚以外のあらゆる感覚情報を大脳新皮質に送る、重要な中継地点として働いています。

ついでに、大脳新皮質の働きも整理しておきます。記憶の働きを考えたとき、大脳新皮質は情報の処理と保管の両方を担当しています。大脳新皮質は人間の脳の外側を大きく覆い、さらにしわを作ることで表面積を増やしています。ひとことで大脳新皮質といっても、役割は部位ごとに違っています（図6－1）。情報が記憶になっていく過程では、情報の処理（感覚野）、情報の統合（連合野）、記憶の長期保管（様々な部位）で活躍します。

脳外科医を目指しているのでなければ、この位置を正確に覚える必要はありません。ただ、情報の処理が種類によっていろいろな場所で行われるイメージを持ってもらえたら十分です。6階にレストラン街があって5階に本屋、4階はレディースファッションのフロアと分かれているデパートのように、大脳新皮質も場所によって機能が分かれているのです。

何かを経験すると、脳は一度に多くの情報を手に入れます。その中には視覚、聴覚、感

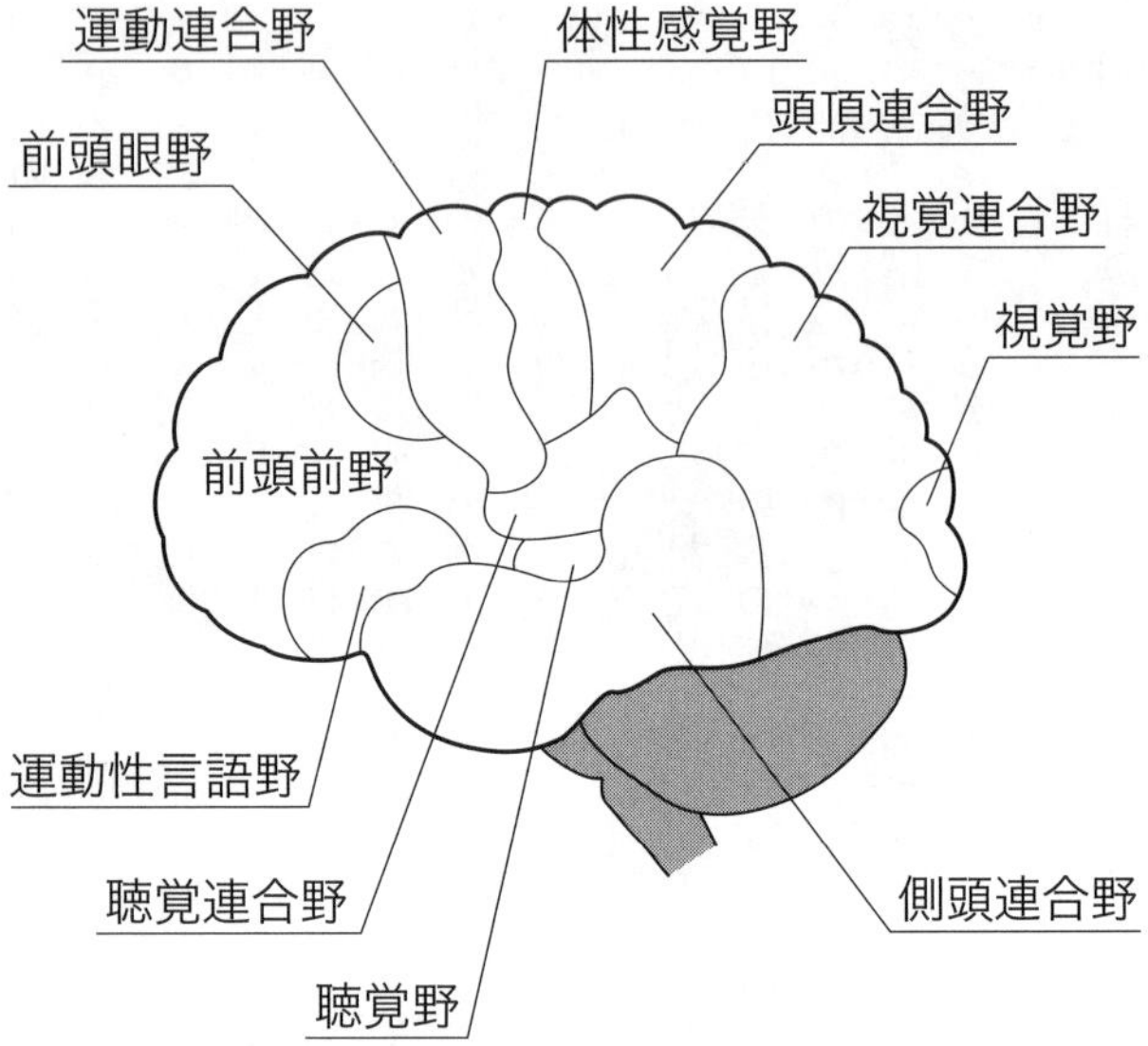

前 頭 眼 野 ── ものを見るとき、目を特定の方向へ向ける働きをする
運動連合野 ── 感覚情報や意思・思考と連携し身体を動かす指令を出す
前 頭 前 野 ── 感情や意欲・思考を司り、意識や自我を形成する
運動性言語野 ── 言葉を分析理解して話したり書いたりなどの制御を行う
視　覚　野 ── 目から入った情報を分析処理する
視覚連合野 ── 視覚情報の統合・認知と他の感覚情報のイメージ化
聴　覚　野 ── 耳から入った情報を分析処理する
聴覚連合野 ── 聴覚情報の統合・認知と他の感覚情報の音声的認知
体性感覚野 ── 皮膚などに受けた刺激の強さを理解する
頭頂連合野 ── 感覚情報の統合と運動機能・意識との連携に関わる
側頭連合野 ── 物体の形状や質感を分析してカテゴリー化する

図6-1　大脳新皮質の機能マップ

情、身体の動き、触覚など、さまざまな種類の情報が含まれています。それらは視床によって分類され、大脳新皮質の担当部署に運ばれるのです。

まず、目や耳や舌や皮膚などの感覚器から入ってきた情報は、視床に集まってきます。そして視床が情報を整理して、大脳新皮質の担当部署である「感覚野」へ送り出します。視覚情報なら視覚野へ、聴覚情報なら聴覚野へといった具合です。それから「連合野」で細かな情報が統合されます。

そのとき同時に視床は、大脳辺縁系にも情報を送ります。こちらでは情動による情報の重みづけが行われます。どれが大事な情報で、どれがそうでもないのかが決められるのです。

同時に送られますが、大脳辺縁系の方がシナプスが少ないため、処理が早く終わります。辺縁系で重みづけされた情報は大脳新皮質に送られて連合野で合流して、重みづけのラベル付きの情報セットが作られます。

そしてまた、中継地点である視床に送られるのです。

ここまでが情報を記憶にするための下ごしらえのようなものです。そしてここからが、記憶を作るための働きです。

まず、視床から海馬に重みづけされた情報が送られます。海馬では短期記憶として一時的に情報が保存されます（短期記憶は、一部、大脳新皮質の働きも必要になります）。そして、睡眠中に古い記憶と新しい記憶の比較検討が行われ、情報は長期記憶として大脳新皮質に保管されます。このとき、どこに何をしまったかというインデックスの役割を担うのが海馬です。長期記憶のメインの担当部署は大脳新皮質ですが、海馬の働きも記憶の引き出しには重要です。

いろいろな脳部位の名前が出てきましたが、図6－2に記憶に関する主な働きをまとめました。テストを受ける必要がないみなさんは覚えなくても大丈夫です（テストを受ける人は頑張ってください）。記憶というのが、分解されたり統合されたり、あちこちに運ばれたり集まったりしながら作られるのだというイメージを持ってもらえれば十分です。

ただ、電車好きの人が、駅名や路線を覚えてしまうように、脳の仕組みにわくわくしてくれた方は、自然に脳の部位や情報の流れも覚えてしまうと思います。そんな「脳オタク」がひとりでも現れる本になっていたら、脳科学者として、これ以上嬉しいことはありません。

記憶を思い出すときの脳の働き――まとめ

記憶を思い出すときの脳の働きについても、まとめておきましょう。

記憶は神経細胞のネットワークに保存されています。そのネットワークを刺激すれば保

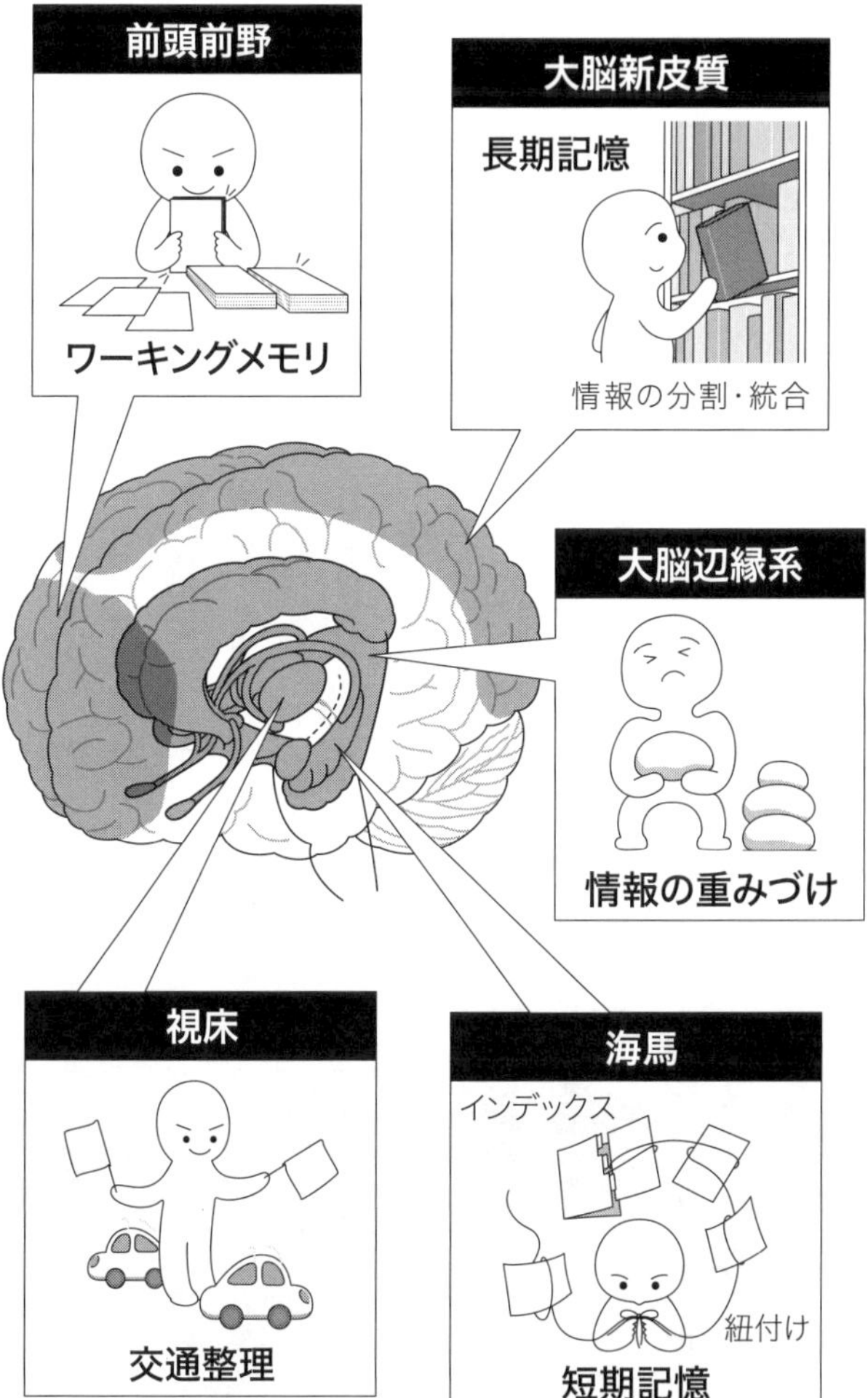

図6-2　記憶に関する脳部位の主な働き

管されていた記憶がよみがえります。レコードの溝に刻まれた音楽の情報を、針でなぞったら再生されるように、外からの刺激によって、ネットワークが活性化したら、その記憶が思い出されるのです。

記憶が保管されているのは大脳新皮質ですが、海馬は記憶を呼び起こすのに重要な役割を果たしています。記憶はひとかたまりに集まっているわけではなく、大脳新皮質のあちこちに断片化されています。それらを刺激して統合するのが海馬です。海馬が記憶を作るときは、あちこちから集まってきた情報を統合して意味づけをしますが、それと同じようなことを思い出すときもしていると考えられます。

そんなふうにして思い出されたネットワークは、再び活性化されます。思い出せば思い出すほど、ネットワークのつながりは強化され、強い記憶となっていきます。

細胞から少し拡大して、私たちの暮らしのレベルの話をしてみましょう。記憶を思い出すのは、何かきっかけとなる刺激が感覚器から入ったときです。写真を見たり、メモを見たりして、思い出すこともあるでしょう。何かのにおいで、ふっとよみがえる記憶もあります。流れている音楽を聴いて、青春の思い出がよみがえることも、よくあることです。

また、まったく別の出来事から連想されて、関連する記憶や、一部分だけが共通する記憶が思い出されることもあると思います。友達が子どものときの給食の話をしているのを聞いて、クラスメイトと喧嘩したエピソードを思い出したりなど、思い出そうと意識していないのに、ふとしたことから思わぬ記憶がよみがえったりするものです。

さらに、ささいなきっかけから、どんどん連想が広がってしまうこともあります。

こんなことが起こるのは、脳の細胞が互いに影響を与え合うからです。

脳の細胞は、自分が刺激されると活動します。それだけでなく、神経伝達物質を放出して、自分の周りの細胞も活性化させます。誰かが驚かされて「わあっ！」と大声を出したら、周囲の人たちもその声に驚いて「わあっ！」と叫んでしまうようなものです。そうするとまた、その周囲も、「わあっ！」と驚きます。しかし、最初に驚いた人ほどは驚かないので、その声はだんだん小さくなり、遠くまでは広がらず、やがて消えてしまいます。

ひとつのことを思い出したら、それにまつわる様々な記憶が思い出されるのは、このような理由です。ピンポイントで必要な記憶を思い出せなくても、その記憶を担当している周辺の細胞が活性化したら、紐で引っ張るように、思い出したい記憶を引っ張り出すことができるのです。エピソード記憶が思い出しやすく、意味記憶が思い出しにくい理由のひとつがここにあります。

ある人と一緒にコーヒーを飲んで会話をしたというエピソード記憶は、引き出すための紐がたくさんあります。その人の見た目、コーヒーの香り、会話の内容、喫茶店の様子などです。しかしその人が何という名前だったのかは、意識的に覚えたのでなければ、引き出す紐は細く弱いものになるでしょう。さらに、名前の文字列それぞれに様々な紐がついているせいで、そちらに引っ張られて思い出すことができないこともあるでしょう。

もし名刺交換したときに、「坂本さんか。坂本龍馬と同じですね」と会話していれば紐は2つになります。「坂本龍馬と同じ四国出身なんですよ。子孫というわけではありませんが」などと相手が答えてくれたら、さらに関連情報が増えて、もう忘れることはないでしょう。

記憶が刺激に応じて勝手によみがえることを理解していれば、移動したとたんに何をしていたか忘れてしまう、度忘れのメカニズムも分かります。たとえば、自分の部屋でハサミが必要になって、ハサミのあるキッチンに移動したのに、キッチンに入った瞬間、ハサミが必要だったことをすっかり忘れて、コーヒーを入れてマグカップを持って、自分の部屋に戻ってきて、ハサミを取りに行くためにキッチンに降りたことを思い出す。そんな経験はありませんか?

これはキッチンに入った瞬間に飛び込んでくる情報が、別の記憶を想起させたせいだと言えます。キッチンに行ってコーヒーメーカーを目にしたとたんに、コーヒーにまつわる記憶を保存している回路が活性化し、ハサミが必要だという記憶よりも強く想起されてしまったのです。そうなると、もう頭の中はコーヒーのことでいっぱいです。再びハサミを思い出すのは、ハサミが必要だという刺激が脳に入ってくるとき、すなわち自分の部屋に戻って元の状況になったときでしょう。

この現象は第4章で説明した周辺抑制が発動した結果とも言えます。キッチンの刺激が本来思い出さなくてはいけないことを抑制してしまったのです。

脳は目の前の情報に集中して対応する素晴らしい機能を持っていますが、そのせいでこんなエラーを起こしてしまうのです。

ほかにも、ネットで調べ物をしているつもりが、どんどん興味が移り変わって気がついたら、まったく別のことをして何時間も過ぎてしまうのも、外から入ってくる刺激が別の記憶を想起させるせいです。仕事や勉強に集中したいなら、関係のない神経回路が活性化するような刺激を減らすべきでしょう。

逆に、新しい発想やアイデアが必要な場合は、デスクを離れて違う環境に身を置くのが良いと思います。散歩をしたり、人と話したり、歩いたりすることで、脳に刺激が入り、意識して考えていたときには思いもしなかったアイデアがぽんっと浮かぶかもしれません。

脳の「いい加減」さには理由がある

記憶のいろいろな側面を見てきましたが、ここまで読まれたみなさんは記憶に対してどのような印象を持ったでしょうか。

記憶は真面目にコツコツ積み上げていく作業だというイメージを抱いていた人は、記憶の意外な柔軟さに驚いたんじゃないでしょうか。真面目なクラス委員長が、プライベートで会ったらギターをかき鳴らしてロックを歌っていたような（たとえが昭和的ですが）、そんなギャップ萌えを楽しんでもらえていたら幸いです。

脳の情報処理は、ある意味、とてもいい加減です。ざっくり概要をつかんで、細かいことは気にしません。少々足りない情報があっても、勝手に自分で推測して補って解釈してしまいます。新しい情報が入ってきたら、過去の記憶と照らし合わせ、よく似ていたら過去の記憶を基準に判断して、分かった気になってしまいます。エピソードを伴わない意味だけの記憶も苦手です。

錯視は、脳のいい加減な性質が、よく分かる現象です。図6－3は有名な錯視なので見たことがあるかもしれません。米国マサチューセッツ工科大学のエドワード・H・エイデルソン教授が発表した錯視です。私は当然、何度も見ているのですが、やっぱりAとBの色が同じには見えません（実際には同じ色です）。

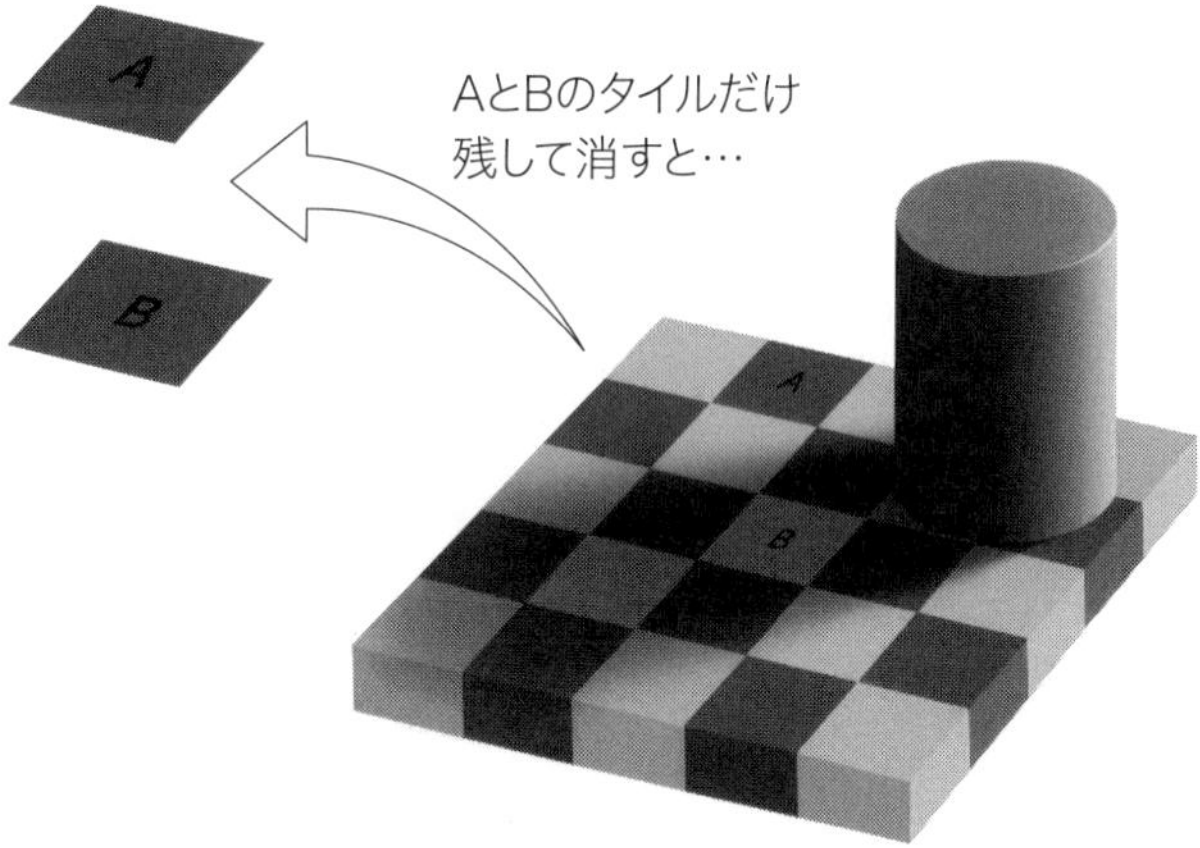

図6-3　チェッカーシャドウ錯視

Bは円柱の陰になっていて、その結果、実際の色はAと同じ暗さの色になっているのですが、私たちの脳は違う見方をしてしまいます。Bは、陰になっているだけで本当は白いタイルのはずだから、Aの方が暗いはずだと判断して、勝手に脳内で補正をしてしまいます。

しかし、左側に示したように、AとB以外を消すと、確かに同じ色なのです。

もっと分かりやすい例があります。私たちは物陰に何かが隠れているとき、自然に隠れている部分を脳内で補っています。図6－4のようにあなたを狙うサーベルタイガーがいたとしたら、胴体のない、見たことのない変な生き物が2匹いるなあ……などとのんきに考える人はまずいないでしょう。もしいたら、

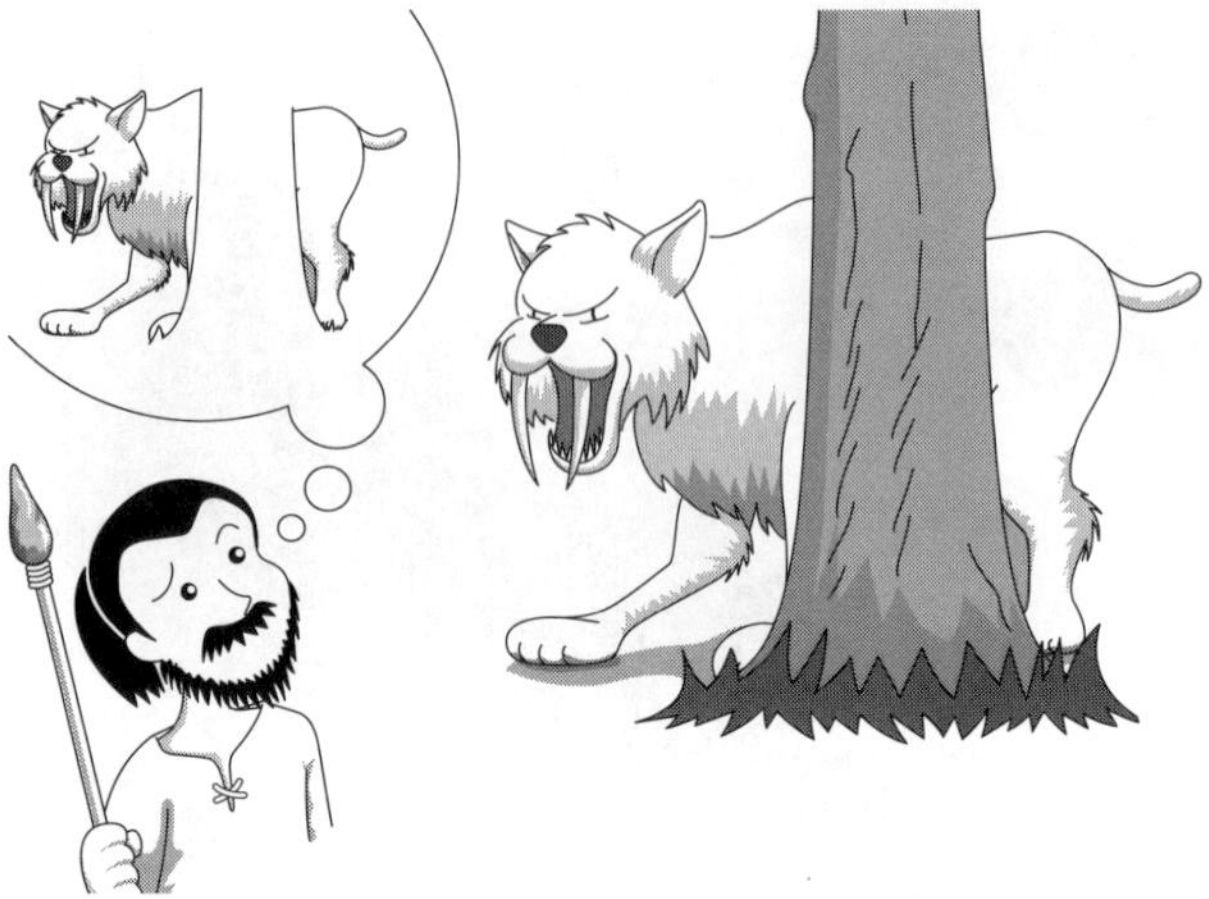

図6-4　脳が推測しなかったら生き残れない

あっという間にサーベルタイガーに食べられてしまいます。

木で見えていない部分はどんな姿になっていてもおかしくないはずですが、脳はこれまでの記憶から、一番ありそうな可能性を採用します。つまり、サーベルタイガーの頭と後ろ脚をつなぐ胴が木に隠れて見えないだけ、という可能性です。その結果、私たちは、ブツ切りにされたサーベルタイガーではなく、1頭のつながったサーベルタイガーが「見えて」いるように感じます。

もし、脳のその推測が間違っていても、生き延びられる確率さえ上がれば問題ありません。本当は危険のないものを敵だと勘違いして逃げてしまっても、それほど損失はありません。本当の敵の接近に気づかずに食べられるよりはずっとましなのです。

脳が人格を持って現代社会に暮らしていたとしたら、正確な作業は苦手なので、学校ではテストの点が取れず、落第生でしょう。デスクワークがメインの仕事では、ミスが多くて叱られてばかり。書類は誤字だらけ。プロジェクトは勝手に推測で進めていくから、クライアントを怒らせる。情動で判断が左右されるので、会社の利益よりも自分の好き嫌いを優先し、大きな損失を出してしまうかもしれません。

では、逆に現代の優秀なオフィスワーカーが生存競争の激しい太古のジャングルに放り込まれたらどうなるでしょうか。細かな計算ミスや誤字を見つける能力は何の役にも立ちません。大量の意味記憶も、この環境では何の役にも立ちません。茂みがガサリと動いたときに、冷静に「まだ敵とは限らない。せめてあと3回は同じことが起きるかどうか確かめなければ」などと考えていたら、恐らく食べられて死んでしまうでしょう。

脳が太古のジャングルのような環境で発達したと考えたら、いい加減さに理由があることが分かります。脳は、できるだけ早く、危険か、そうでないかを判断したいのです。その判断に必要な情報だけを優先的に集め、処理をするので、細かいことは気にしていられないのです。

状況を素早く把握して必要な要素だけ抽出して判断する。そんな合理的な脳の仕事っぷりは、現代でもうまく活かせたら頼もしそうです。こんな人がチームにひとりいると、クリエイティブなことができそうですね。特に、スピードと発想力が重要な職種の人は、脳を見習う面があるかもしれません。

自由意思に関する脳研究

記憶は、動物が進化させた非常に高度な脳の機能です。複雑で多様な記憶のメカニズムの全容に、現代の科学は今にも迫ろうとしています。

一方で、まだメカニズムが解明されていないどころか、どうやって実験すればよいのかも分からない脳の機能があります。それは人間の意思や意識です。私たちは脳の主人なのでしょうか。それとも脳が私たちを支配しているのでしょうか。

みなさんは、どう思われますか？

ここまで脳の働きをいろいろ見てきましたが、恐らくみなさんが考えていたよりもずっと、脳は勝手に働いていると感じられたのではないかと思います。自分の意思で決めていると思っていたことも、実は知らないうちに情動の影響を受けています。そもそも、物を見た時点で、脳が勝手に補正をかけて、正しい外界の情報は入ってきていないのです。

脳が病気になったり損傷したりすれば、性格が変わってしまうこともあります。

そして、記憶が失われてしまうと、自分のことが分からなくなってしまいます。どうあがいても、「私」が脳を支配しているとは言えないでしょう。脳が正常に働かなければ「私」は消えてしまいますが、「私」が消えても、脳は楽しくそれなりにやっていけそうだからです。

私たちに自由意思は存在するのか、という哲学的な問いを実験してみた研究者がいます。1980年代に米国のベンジャミン・リベット博士が行ったもので、実験協力者の頭に電極をつけて、自分が動かしたいと思ったタイミングで手首を動かすようにしてもらいました。その結果、協力者が動かしたいと思ったタイミングの約0・35秒前に、手首を動かすための準備電位が検出されました。つまり、本人が動かそうと思う前から脳は手首を動かす準備をしていたのです。この結果を素直に解釈すると、私たちに自由意思はなく、脳が先に勝手に決めているということになります。それなのに、自分が動かしたかのように勘違いしているのです。まるで、おもちゃのハンドルを握って助手席で運転気分を楽しんでいる子どものようです。

では、意思は私たちが決めているのでなければ、どうやって決まるのでしょうか。

その答えになるかもしれない面白い研究があります。

ヒルを使った実験です。ヒルは体の前と後ろに吸盤を持つ、ぬるっとした動物です。ヒルも原始的ながら神経システムを持っています。そのヒルに水を噴射すると、2種類のパターンの違う逃げ方をします。這って逃げる場合と泳いで逃げる場合です。その逃げ方がどうやって決まっているのかを研究者たちは調べたのです。

ヒルの逃げ方なんて、どっちでもいいじゃないかと思ってしまいそうですが、よく考えたら不思議ではないですか？　ヒルにも意識や意思があって、「ようし、今回は這って逃げよう」と考えるのでしょうか？

研究者たちはヒルの神経細胞をひとつひとつ標識してみました。その結果、ランダムに活動している神経細胞が興奮している状態が多いと泳ぎ、抑制されている状態が多いと這って逃げることが分かったのです。

つまり、ヒルが「ようし、泳ぐぞ」と決めたわけじゃなく、神経細胞の活動の状態と、水をかけるという刺激のタイミングがヒルの行動を決めていたわけです。

さて、私たち人間の行動はヒルとは全く異なるでしょうか。

ヒトを対象にした同様の主旨の研究を紹介します。2006年の『ネイチャーニューロサイエンス』誌に発表された論文です。

この研究では、ヒトの脳活動を間接的に測定できるｆＭＲＩを使って、実験参加者の脳活動を測定しました。参加者は単語を覚えたあとに、それを思い出すテストを行いました。

すると、参加者が思い出せたか思い出せなかったかは、何を思い出すかの手がかりを提示する前の脳活動によって決まっていたのです。脳活動を計測していれば、問題を出す前から正答率が分かることになります。

この結果からすぐにヒトにも意思はないと結論づけることはできませんが、私たちが自分の意思で考えて行っている行動の一部は、脳の中のどこかの活動によってあらかじめ勝手に決められているのかもしれないと想像できる研究です。

自由意思や意識の問題は、まだまだ現在の科学では決着はついていません。先ほど紹介したリベットの実験も、手首を動かすという単純な行動については、意識するより前に準備が始まるだけで、もしかしたらもっと複雑な意思決定では自由意思が存在しているかもしれません。

自由意思とは何か。意識とは何か。

もはやこれは哲学の問題でもあります。実際に、意思や意識の問題については、脳科学者と哲学者がそれぞれの方法論で解明に向けて取り組んでいます。きっとその謎の答えは脳の中に隠れています。

脳について研究するべきことは、まだまだあります。もし、これから脳を研究してみたいという人がいましたら、ぜひいろいろな研究室を訪ねて、自身の興味にあった研究に出会ってほしいと思います。

ちなみに私の研究室では、第4章のコラムで紹介したグリア細胞の研究をしています。グリア細胞が記憶や学習にどのように関わっているのかを調べたり、これまでとは全く違うアプローチで脳疾患の治療法を探索したりしています。もし興味があったら、ぜひ、研究チームに加わってください。

情動は脳の解釈によって作られる？

脳の働きで解明されていないことは、意識や自由意思だけではありません。ここまでいろいろな面から紹介してきた記憶についても、解明すべきことはたくさん残されています。さらに、多くの研究者が取り組んできて様々な知見が積み上げられている情動についても、最近になって、新しいトピックが出てきました。

第2章でも予告しましたが、これまでの情動の研究の前提を一部覆すような、新しい理論です。

情動に関する研究は、古くから行われてきました。進化論を提唱したダーウィンは、1872年に『人間と動物における情動の表現』を著し、その中でヒトの表情とヒト以外の動物の行動反応の類似性を指摘しました。

そこから長い間、情動とは、生まれつき動物やヒトに備わっていて、属している文化にかかわらず普遍的なものだと信じられてきました。しかし、そのような考え方に対して異を唱える科学者が現れました。心理学と神経科学の両面から情動を研究している米国のリサ・フェルドマン・バレットです。バレットは従来の考え方を「古典的情動理論」と呼び、新たに「構成主義的情動理論」という考え方を提唱しました。

動物やヒトに生まれつき備わっているのは、快か不快かの気分だけで、怒りや悲しみや不安や喜びといった、情動のカテゴリーは存在しないとバレットは主張します。あるのは、快や不快の気分の強弱だというのです。その気分の強さと、情動の概念と、社会的現実の3つの要素が加わって初めて情動が生成されるのです。

具体的に、さまざまな強さの不快の気分を想像してみてください。

①微かに嫌な感じ。
②何となく嫌な感じ。
③はっきりとした嫌な感じ。
④すごく嫌な感じ。
⑤すごくすごくすごく嫌な感じ。

情動や感情を表す言葉を知っている私たちは、これらにそれぞれ名前をつけることができます。どの情動をどの感覚に当てはめるかは、個人の性格やそのときの状況によって違います。たとえば、ある人は、①違和感、②不安、③つらさ、④恐怖、⑤怒りという情動の概念を当てはめたとします。その瞬間、それに合った情動が、その人の中に生み出されるのです。

これが、気分の強さ（①〜⑤）と、情動の概念（不安、恐怖、怒りなど）と、社会的現実（今何が起きているのか。誰かに責められているのか、猛獣に追いかけられているのか、締切が迫っているのか）で、情動が決まるという意味です。

情動は引き起こされるものではなく、その都度構築されるものというこの考え方は、まだ新しいものですが、自分にとって心地よい情動を持つためのヒントになるかもしれません。情動の概念、すなわち言葉をよく知り、社会的現実、つまり文化や環境を整えることができれば、日々の暮らしも変わるかもしれません。

たとえば、不快の気分を表す言葉を「むかつく」しか持っていなかったら、常に怒っている人になってしまうでしょう。「不安」「恐怖」「つらい」「悲しい」「寂しい」などの情動概念を知っていて、それらを使い分けることができれば、人とのコミュニケーションも円滑になります。

構成主義的情動理論は情動の本質を説明する考え方ですが、これまで蓄積されてきた動物を用いた情動メカニズムと矛盾する面もあり、まだまだ改良の余地があるようにも思われます。それにもかかわらず、ここで紹介したのは、情動も記憶と同様に、マインドセットによって作られている可能性を示したかったからです。マインドセットは記憶の形成にも情動の発生にも重要です。快や不快の気分をどのように受け取り、どのように解釈するか。それはあなたのマインドセットで変わる可能性があるのです。

脳のポテンシャルを引き出す方法

さて、最後に、脳研究のこれからに想いを馳せるところから、日常生活のレベルに戻って、私たちと記憶との付き合い方を考えてみましょう。

人間の脳は10％しか使われていない、という話を聞いたことがあるでしょうか。もし本当だとしたら、とても魅惑的な説です。残りの90％の力が目覚めて、１００％の脳の力を発揮できたら、今よりもすごいことができるのではないかと、想像を掻き立てられます。実際、この「人間の脳は10％しか使われていない」という設定で、１００％の力を開花させた超能力者が活躍するフィクションは多く存在します。

人間の脳にはまだまだ未知の力が眠っていると考えるのは、とてもロマンがありますが、残念ながら、脳が10％しか使われていないということは脳科学的に見て間違いでしょう。では、何パーセント使われているのでしょうか。10％より多いなら、40％くらいでしょうか。いえ、人間の脳は100％使われています。少なくとも私たちが普通に生活していれば、脳の中に使っていない部分はありません。

脳は考えたり記憶をしたりする以外にも、身体を動かしたり、内臓を制御したりしています。眠っているときでさえ脳はせっせと働いていて、起きているときよりも活発に活動する脳部位もあるくらいです。一部分だけが動いて、他の部分が休んでいるということもなく、全ての部位がそれぞれの役割を果たしながら、協調的に活動しています。

人並み外れた能力を発揮するサヴァン症候群はまるで超能力者のようですが、あれは脳が本来持っている力が目覚めたというよりは、脳がバランスよく協調する仕組みが上手くいかなくなり、一部の能力が極端に現れていると解釈できるでしょう。普通の人にはない驚異的な能力を持っていても、本来の目的である「生存」には不利な脳だからです。

10％しか使われていないという説が間違いだと知って、脳の可能性を信じていた人は、がっかりしたでしょうか。そんな人に朗報です。人によっては100％使っている脳の本来の力をもっと発揮させる方法があります。今よりも性能をアップさせて、記憶力も良くなる方法です。その方法は、大金も大がかりな手術も必死な努力も必要ありません。誰でもやろうと思えば、今日からでもできます。

それは、十分な睡眠をとることです。第3章でも紹介しましたが、睡眠が足りていないと記憶力は低下します。記憶に限らず、慢性的な寝不足の脳では、本来の100％の力は発揮できていません。日頃寝不足の人は、生活習慣を改めて、睡眠を十分にとるようにすれば、超能力は使えないかもしれませんが、これまでよりも脳の力を開花させることができるかもしれません。

もうひとつ、マルチタスクをやめることも、脳のポテンシャルを引き出すには重要です。スマホからの通知を常に気にしながら仕事をしていると、脳の容量はそちらにも割かれてしまいます。外からの刺激は脳内の記憶を想起させますので、スマホの通知によって、仕事と関係ない記憶が次々に浮かんで、脳が本来集中すべき仕事の効率も精度も落ちてしまいます。驚異的な仕組みで動いている脳に、わざわざ無駄な負荷をかけているということが分かったら、脳を疲れさせる習慣は改められるかもしれません。

何かに注意を向ける習慣をつけるのも、脳にとって良い効果を生みます。散歩や通勤、通学時に周りの風景や状況を意識的に観察するのです。すると、今まで気がつかなかった変化が分かるようになってくると思います。たとえば、昨日はつぼみだった花が今日は咲いていることや、いつも同じ席に座っている人が今日は立っていることなどです。人間の脳は変化の量によって物事を認識するようにできています。変化に気づくことは情動を刺激して活性化することにつながります。

外界の変化に加えて、自分の身体や脳の状態に注意を向けるのもよいでしょう。自分の内側にどのような情動が湧いているのかは注意を向けて観察しないと、最初は分からないからです。自分の情動や身体の状態が分かるようになれば、脳に入ってくる刺激が、自分のマインドセットにどのような影響を与えるのかも考えることができるようになります。

認知機能を保持できる「認知予備能」

認知症の傾向は40代から始まっていると言われています。認知症を予防したいという人は、なるべく若いうちから、脳をいたわり、運動や充分な睡眠など、身体によいことを始めるとよいでしょう。

などと言っても、脳の細胞は加齢とともに減っていくと聞くと、何かもっと他にもできることはないかと考える人もいるかもしれません。さまざまなサプリや脳トレなどが販売されていますが、ここでは「認知予備能」という概念を紹介します。

高齢者の死後脳の解剖研究から、明らかに認知症を発症しているだろうと思われる脳の状態でも、生前はまったくその症状が認められなかったという例が報告されました。脳の損傷や変性があっても、柔軟で豊かな脳であれば、認知機能が保持される「認知予備能」があると考えられるようになりました。

アルツハイマー型認知症や加齢で細胞が死んでしまっても、周囲の細胞が代わりとなることで、認知機能が保たれるのだろうと考えられますが、認知予備能の脳科学的な詳しいメカニズムはまだ解明されていません。認知予備能は、高齢になっても人との交流を絶やさなかった人に見られることが分かっています。人との交流は脳の複数の部位を活性化させます。専門的で高度な仕事をしているだけでは、脳は限られた箇所しか使われません。長い間使われなかったシナプスは刈り取られ、細胞も死んでしまいます。普段とは違う余暇活動や、人との交流を絶やさないことによって、さまざまな部位の脳の細胞を活性化させておけば、細胞の数が減っていっても機能を保つことができるでしょう。

豊かな記憶を作り、自分のマインドセットを充実させる。そのことで受ける恩恵や広がる可能性を想像してみてください。マインドセットはあなたの個性そのものです。

マインドセットを広げるには、自分を分析することが有効です。自分がどういうことに興味を持っているのかを知って、それらのことに意識的に関心を持って、心を動かして活動してみてください。第3章のコラムで紹介した夢分析は、自分を知るヒントになるかもしれません。

脳を育てるつもりで、今いるところから一歩踏み出してみませんか。もちろん、わくわくした気持ちで始めることが重要です。

思い出せる脳を作るには

記憶について、さまざまな角度から見てきました。あちこちめぐったこの長旅も、そろそろ終わりに近づいてきました。

この本のテーマは「思い出せない脳」でしたが、ここまでに説明してきた記憶の仕組みを応用すれば、もっとうまく脳を使いこなして「思い出せる脳」に変えることができるはずです。

第1章では、記憶の機能を担う神経細胞の重要性について説明しました。神経細胞をなるべく減らさず、健康な血流を保つことが、いつまでも思い出せる脳でいられる近道でしょう。頭を打ったり、過度な飲酒をしたり、ストレスを溜めすぎたりしないように気をつけて生活をしましょう。

第2章では情動の役割について説明しました。この章の知識を応用すれば、忘れにくい覚え方をマスターできるはずです。まずは、覚えたいことに意識的に注意を向けることです。無意識に覚えたものは、すぐに忘れてしまうからです。

また、心を動かして体験することも大切です。脳の苦手な意味記憶を覚えるときも、丸暗記をするのではなく、なぜそうなるのかという仕組みや理由を知って納得したうえで覚えると、心が動くので記憶に残りやすいと思います。私たちはつい、勉強や仕事のような知的活動から、動物的な情動を切り離してしまいがちですが、理性と情動の両方が協力しあったほうが、脳は力を発揮できます。

第3章では、睡眠中に長期記憶が作られる様子を説明しました。長期記憶が作られるといっても、単に海馬から大脳新皮質へ情報を移動させるだけではありませんでしたね。ダイナミックに取捨選択や整理が行われていました。

睡眠には深さによってステージがあり、そのステージごとに整理される記憶の種類が違うことも紹介しました。意味記憶が関係する学習に重要なのは、最も深い睡眠ステージ3と4で、楽器演奏やスポーツなどの手続き記憶の学習効率の増大に必要なのは、浅い睡眠のステージ2で、しかも朝の目覚めの前の最後のステージ2です。

睡眠のステージが眠りについてからいつ訪れるのかもだいたい決まっています。夜に4時間、昼に2時間といった睡眠パターンの場合は、合計睡眠時間は6時間でも、記憶の整理に十分な睡眠にはなっていないかもしれません。

第4章では抑制性の神経細胞の働きが思い出せないメカニズムに関与していることを説

明しました。思い出そうと頑張れば頑張るほど、本当の答えは抑制されて、ますます思い出せなくなる周辺抑制の知識は、きっと日常生活に役立つ場面が多いでしょう。

脳が本来の機能を果たすには、自由奔放に活動する神経をコントロールする必要があります。そのためには抑制というメカニズムは欠かせません。しかし、ときには抑制を解くことも重要です。気分転換をするとよいアイデアが浮かぶということは生活の知恵として誰もが知っていると思いますが、これは脳の抑制を解く行為なのです。

抑制を解くためには、普段とは違う豊かな刺激が向いています。スマートフォンでゲームをしても、脳の限られた場所しか刺激されず、アイデアの発想の助けにはならないでしょう。ぼんやりしたり、自然の中を歩いたり、映画を見たり、小説を読んだりなど、身体や五感や想像力を刺激する気分転換がおすすめです。

思い出せないときは、脳にストレスを与え続けるのをやめて、ネットなどで検索してもいいと思います。思い出せないときにスマートフォンで検索すると、ますます脳が衰えていくのではないかと質問されることがありますが、そんなことはありません。

思い出せないものを、思い出そうと頑張ってみても、そのことによって脳が鍛えられるわけではありません。第1章から第5章に書いたいずれかの原因が、すでに働いているからです。どうせ頑張るなら、記憶を作る過程で頑張った方がよいでしょう。たとえば、脳を健康に保ち、覚えたいことに注意を向けて情動を動かし、覚えにくい意味記憶はエピソード記憶に変換し、さらに定期的に思い出してメンテナンスをするといった具合です。

大切なのは検索して答えが分かったときの、受け止め方です。答えを知ったときに「そうだったのか」と情動が動けば、より強く記憶に残ります。

手癖で検索して、答えを見つけても何の感動もなく「ふーん」と思うだけなら、再び忘れてしまいます。

思い出した後に、さらに紐づけを増やしてから記憶すると、次は忘れにくいでしょう。その記憶が意味記憶だったとしたら、エピソード記憶に変換するのです。

たとえば、覚えにくい固有名詞の由来を調べてみることで、その言葉にエピソードが生まれます。人の名前の場合、その人の別の特徴と紐づけるのもよいでしょう。たとえば、「山登りが好きだから山田さん」と覚えてみてはどうでしょうか。

場所と覚えたいことを結び付けるのも効果があります。動物にとって場所を記憶することは生死を左右する重要な能力です。獲物を追いかけたあとに巣に戻ったり、餌のある場所を覚えたりする必要があるからです。家のあちこちに覚えたい英単語を貼って、「確かこの単語はトイレにあった……」とトイレの様子ごと思い浮かべると、記憶を引き出しやすくなります。

どちらにしても、覚えにくいことを覚えるためには、それなりの努力がいります。そこまでして覚えなくていいものは、スマホや本などの外部記憶装置に任せてしまうのもひとつの手です。

第5章では、使われないシナプスが消去されて記憶が劣化することを説明しました。使われない記憶が劣化していくことは、生きるために必要なプロセスです。それに抗いたいのならば、努力や工夫をするしかありません。脳を、一度保存したら安泰なコンピュータのハードディスクだとは思わず、忘れたくない記憶は定期的に思い出して、メンテナンスをしていきましょう。

思い出すことで記憶は変容し、あなたの生存により有利なものとなっていきます。複雑な脳の働きをコントロールするのは難しそうですが、脳に与える刺激をコントロールすることは可能です。どんな記憶を蓄積し、どんなマインドセットを作っていきたいか。そんなことを考えながら、日々を送ってみてください。

名残惜しいですが、この本はここで終わりです。あなたの脳が素敵なマインドセットを作り上げられますよう、願っています。

おわりに

記憶をめぐる脳の旅はひとまず終了です。読者のみなさんは、この旅に、どのような感想を抱いたでしょうか。記憶について、読む前よりも理解が深まった人もいるかもしれませんし、ますます分からなくなったという方もいるかもしれません。

コンピュータに比べると、脳は不安定で雑音が多い情報処理装置ですが、脳なりの合理性と驚くほどの精緻な仕組みで、私たちの世界を豊かに作り上げてくれています。日々更新され続ける記憶の不安定さこそが、私たちを思考し創造する動物に進化させていったのでしょう。

脳の情報伝達は神経細胞の電気的な活動によって支えられていることから、私たちが見たり感じたりしていることは、すべて電気信号で表すことができると極論する人もいます。しかし、実際はそれほど単純な話ではないということが、この本を通して少しでも伝わっていれば嬉しく思います。

私は一般的には脳科学者と呼ばれていますが、専門的には「神経化学」と呼ばれる分野の研究を行っています。神経細胞と化学物質の関係に注目して、脳の働きを解明していく学問です。研究の方法としては、遺伝子を解析したり、生体内でさまざまな機能を発揮するタンパク質を調べたり、脳内のどこにどれくらい化学物質が分布しているのかを装置で分析したりもしています。

20年以上前から研究し続けているテーマのひとつが、第4章のコラムで紹介したミクログリアと記憶の関係です。シナプス伝達に重要なスパインを食べる細胞として本書で紹介しましたが、ミクログリアは記憶の形成だけでなく、情動の調節や発動にも関わっているといわれています。遺伝子を改変してミクログリアの数を減らすと、ストレスに弱くなって、自分の毛をかきむしる抜毛症のネズミができてしまったという報告もあります。ミクログリアと情動の関係については、今後、研究を続けていきたいと考えています。

本書は一般向けの記憶や脳の解説書として、私の2作目の著作になります。本務の研究でいくつかのプロジェクトの代表を務めたこともあって、なかなか2作目に取り掛かることができず、10年の月日が流れてしまいました。

そのような状況のなか、講談社現代新書から声をかけていただき、ようやく重い腰を上げることができました。前作で書ききれなかった「抑制性調節系」についても説明することができたので、やり残した宿題を終わらせた気分です。

10年経ってしまったことは決して悪いことばかりではなく、良いこともありました。目覚ましい発展を遂げる脳科学分野の最新の知見をふまえてまとめることができたからです。しかし、ここには書ききれなかったこともたくさんあります。本書をきっかけに、複雑で面白い脳の世界に興味を持ち、より深い森に飛び込んでくれる人が現れることを願っています。

最後に、本書を執筆するにあたって、企画から構成、イラスト案、ショートショート風のストーリーに至るまで深く関わってくださいました、ライターの寒竹泉美さんと編集者の井本麻紀さんに感謝いたします。この本が分かりやすいものに仕上がっていたとしたら、おふたりが記憶の仕組みにとても興味を持って、的を射た質問を投げ続けてくれたおかげです。おふたりとも聞き上手なのです。

聞き上手も話し上手と同じく、記憶力が必要です。ここまでお付き合いしてくれた読者のみなさんもきっと、聞き上手の素質をお持ちなのだと思います。最後まで読み進めていただき、本当にありがとうございました。

2023年4月

澤田　誠

参考文献

序章

Craik F.I.M., McDowd J.M. (1987) Age differences in recall and recognition. *Journal of Experimental Psychology : Learning, Memory, and Cognition*, 13(3): 474-479

第1章

Penfield W., Rasmussen T. (1950) *The Cerebral Cortex of Man*. Macmillan, New York

Liu X., Ramirez S., Pang P.T., Puryear C.B., Govindarajan A., Deisseroth K., Tonegawa S. (2012) Optogenetic stimulation of a hippocampal engram activates fear memory recall. *Nature*, 484: 381-385

Baddeley A.D. (1986) *Working Memory*. Oxford University Press, New York

第2章

内村英幸 編 (1981)『情動と脳―精神疾患の物質的基礎』金剛出版

熊野宏昭 (1992) EMDR (Eye Movement Desensitization and Reprocessing) 眼球運動により外傷的記憶の脱感作と再体制化を行う技法. 心身医療 4: 1331-1337

第3章

Louie K., Wilson M.A. (2001) Temporally structured replay of awake hippocampal ensemble activity during rapid eye movement sleep. *Neuron*, 29(1):145-156

Walker M.P., Brakefield T., Morgan A., Hobson J.A., Stickgold R. (2002) Practice with sleep makes perfect: sleep-dependent motor skill learning. *Neuron*, 35(1): 205-211

Rudoy J.D., Voss J.L., Westerberg C.E., Paller K.A.(2009) Strengthening individual memories by reactivating them during sleep. *Science*, 326(5956): 1079

第4章

Letinic K., Rakic P. (2001) Telencephalic origin of human thalamic GABAergic neurons. *Nat Neurosci*, 4(9):931-936

Paolicelli R.C., Bolasco G., Pagani F., Maggi L., Scianni M., Panzanelli P., Giustetto M., Ferreira T.A., Guiducci E., Dumas L., Ragozzino D., Gross C.T. (2011) Synaptic pruning by microglia is necessary for normal brain development. *Science*, 333 (6048):1456-1458

第5章

Loftus E.F., Palmer J.C. (1974) Reconstruction of automobile destruction: An example of the interaction between language and memory. *Journal of Verbal Learning and Verbal Behavior*, 13(5): 585-589

Liu A., Ying X., Luo J. (2012). The flashbulb memory of the positive and negative events: wenchuan earthquake and acceptance to college. *International Scholarly and Scientific Research & Innovation*, 6(5): 738-743. (注 のちに *International Journal of Psychological and Behavioral Sciences*, 6(5) に転載)

ヘルマン・エビングハウス・著、宇津木保・訳(1978)『記憶について-実験心理学への貢献』誠信書房

第6章

Briggman K.L., Abarbanel H.D.I., Kristan W.B. Jr. (2005) Optical imaging of neuronal populations during decision-making. *Science*, 307(5711): 896-901

Otten L.J., Quayle A.H., Akram S., Ditewig T.A., Rugg M.D. (2006) Brain activity before an event predicts later recollection. *Nature Neuroscience*, 9: 489–491

リサ・フェルドマン・バレット・著／高橋洋・訳 (2019)『情動はこうしてつくられる　脳の隠れた働きと構成主義的情動理論』紀伊國屋書店

N.D.C. 491　230p　18cm
ISBN978-4-06-531513-2

構成／寒竹泉美
図版・イラスト／パンダせんぱい

講談社現代新書　2704
思《おも》い出《だ》せない脳《のう》
二〇二三年五月二〇日第一刷発行　二〇二三年八月七日第五刷発行
著者　澤田《さわだ》　誠《まこと》　©Makoto Sawada 2023
発行者　髙橋明男
発行所　株式会社講談社
東京都文京区音羽二丁目一二—二一　郵便番号一一二—八〇〇一
電話　〇三—五三九五—三五二一　編集（現代新書）
〇三—五三九五—四四一五　販売
〇三—五三九五—三六一五　業務
装幀者　中島英樹／中島デザイン
印刷所　株式会社ＫＰＳプロダクツ
製本所　株式会社国宝社
定価はカバーに表示してあります　Printed in Japan

「講談社現代新書」の刊行にあたって

教養は万人が身をもって養い創造すべきものであって、一部の専門家の占有物として、ただ一方的に人々の手もとに配布され伝達されうるものではありません。

しかし、不幸にしてわが国の現状では、教養の重要な養いとなるべき書物は、ほとんど講壇からの天下りや単なる解説に終始し、知識技術を真剣に希求する青少年・学生・一般民衆の根本的な疑問や興味は、けっして十分に答えられ、解きほぐされ、手引きされることがありません。万人の内奥から発した真正の教養への芽ばえが、こうして放置され、むなしく滅びさる運命にゆだねられているのです。

このことは、中・高校だけで教育をおわる人々の成長をはばんでいるだけでなく、大学に進んだり、インテリと目されたりする人々の精神力の健康さえもむしばみ、わが国の文化の実質をまことに脆弱なものにしています。単なる博識以上の根強い思索力・判断力、および確かな技術にささえられた教養を必要とする日本の将来にとって、これは真剣に憂慮されなければならない事態であるといわなければなりません。

わたしたちの「講談社現代新書」は、この事態の克服を意図して計画されたものです。これによってわたしたちは、講壇からの天下りでもなく、単なる解説書でもない、もっぱら万人の魂に生ずる初発的かつ根本的な問題をとらえ、掘り起こし、手引きし、しかも最新の知識への展望を万人に確立させる書物を、新しく世の中に送り出したいと念願しています。

わたしたちは、創業以来民衆を対象とする啓蒙の仕事に専心してきた講談社にとって、これこそもっともふさわしい課題であり、伝統ある出版社としての義務でもあると考えているのです。

一九六四年四月　野間省一